国家重点研发计划"主动健康和老龄化科技应对"专项
"老年血管形态功能变化的评估与干预措施研究"项目

颈动脉超声筛查实用教程

名誉主编　刘东权
主　　编　张文军　尹立雪

科学出版社
北　京

内 容 简 介

本书共分为 8 章，分别为超声成像基础导论、多普勒超声基础导论、彩色血流成像导论、血管超声基础导论、超声换能器的基础导论、目标结构的临床解剖、颈动脉常见疾病的临床诊断经验。本书融入了超声医学领域的最新技术，如高频超声、三维成像等，旨在为基层医师提供先进的知识和技能。同时，本书详尽地介绍了超声的基础原理、临床解剖学基础、超声临床诊断的经验，以及高效运用超声设备的经验分享，最后分享了典型的基层普筛案例，是一本具有原创性、实用性的指导基层医师快速掌握颈动脉超声筛查技术的专著。

本书适合医学影像专业人员、临床医师及基层从事卒中防治工作人员阅读参考。

图书在版编目（CIP）数据

颈动脉超声筛查实用教程 / 张文军，尹立雪主编. -- 北京：科学出版社，2025.4.
ISBN 978-7-03-081622-1

Ⅰ. R543.404

中国国家版本馆CIP数据核字第2025HH7381号

责任编辑：高玉婷 / 责任校对：张　娟
责任印制：师艳茹 / 封面设计：龙　岩

科 学 出 版 社 出版
北京东黄城根北街 16 号
邮政编码：100717
http://www.sciencep.com

三河市春园印刷有限公司印刷
科学出版社发行　各地新华书店经销

*

2025 年 4 月第 一 版　开本：787×1092　1/16
2025 年 4 月第一次印刷　印张：9 1/2
字数：230 000

定价：98.00 元
（如有印装质量问题，我社负责调换）

名誉主编简介

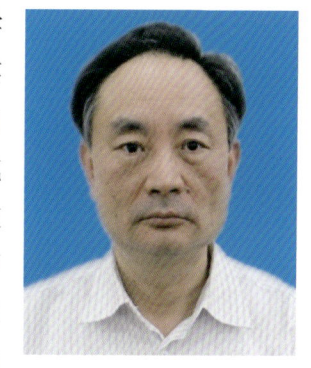

刘东权　博士，四川大学特聘教授/博导，台湾清华大学学士、硕士，美国西北大学博士。四川大学计算机学院医学影像实验室教授，四川大学华西临床医学院医学信息学教授；美国西门子医疗11年首席科学家，荣获18项美国授权发明专利；声泰特（成都）科技有限公司创始人，成都思多科医疗科技有限公司首席技术专家，成都迈迪特科技有限公司首席技术专家。从事高端超声影像医疗领域30余年，成功培养130余名博士/硕士研究生，发表SCI/EI收录期刊论文100余篇，主持和参加多项国家重点研发项目课题和国家自然科学基金项目，荣获32项中国发明专利。研究领域包括医学超声系统设计、医学信号和图像处理、超声定量分析等，并在人工智能与数值优化领域关键算法L-BFGS中担任第一作者，该成果全球引用量已超过10 110余次。

主编简介

张文军　四川省人民医院温江医院超声医学科主任，主任医师，成都市卫生健康系统学术技术带头人后备人选。现任中国医药教育协会超声医学专业委员会委员、中国医学装备协会超声装备技术分会第三届委员、中国民族卫生协会卫生健康技术推广专家委员会委员、国家卫生健康委流动人口服务中心卫生健康技术推广专家、四川省医师协会超声专委会青年委员、四川省中西医结合学会超声专委会委员、四川省医学传播学会超声分会委员、四川省医学科技创新研究会超声医学分会常委、成都医学会第九届超声专委会委员、成都高新医学会心功能专业委员会、成都市温江区超声质控分中心主任，曾于以色列 Rambam 医院进修；在多个医学类微信平台发布专栏和科普文章；主持或参与各级科研课题 20 余项，发表 20 余篇核心期刊论著及 SCI 收录期刊论文，主编、副主编出版专著 4 部，参编专著 2 部；获 2016 年度成都市科学技术进步奖三等奖 1 项，获 2019 年及 2023 年四川省医学科技奖三等奖 2 项，获实用新型发明专利 6 项，软件著作权 2 项。

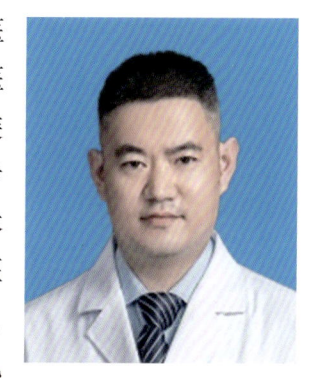

尹立雪　电子科技大学教授/博导，超声医学研究所所长、心脏中心执行主任，四川省心血管病临床医学研究中心和超声心脏电生理学与生物力学重点实验室主任。长期从事超声心脏电生理学、超声心血管流固力学可视化和瓣膜病信息化智能化精准诊断研究。中华医学会理事、前超声医学分会副主任委员、中国医师协会超声医师分会副会长和中国超声心动图学会主席。主持和参加国家重点研发项目课题和国家自然科学基金项目 10 余项，曾获得 1.5 亿元国家级心血管疑难急重症诊治项目资助。在国内外学术期刊发表论文 300 余篇，其中 SCI/EI 收录期刊论文 100 余篇。出版《超声心脏电生理学》和《超声心脏力学》等学术和技术专著 10 余部。获得授权专利 14 项。主持全国多中心研究项目 7 项，主持制定 14 个心血管疾病诊断指南和专家共识。获省部级科学技术进步奖一等奖 4 项、二等奖 1 项、三等奖 4 项，中华医学科技奖二等奖 1 项、三等奖 2 项。卫生部有突出贡献中青年专家、国务院政府特殊津贴专家、国家杰出医师、天府名医、四川省学术和技术带头人和中国杰出超声医师。

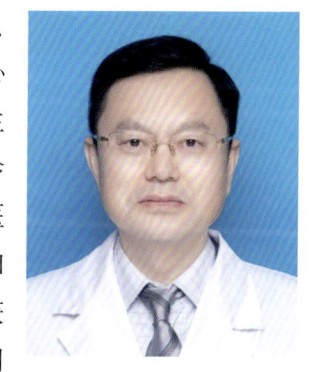

编委会名单

名誉主编
  刘东权 四川大学计算机学院、四川大学华西临床医学院

主 编
  张文军 四川省人民医院温江医院·成都市温江区人民医院
  尹立雪 电子科技大学附属医院·四川省人民医院

副 主 编
  赵津艺 四川省人民医院温江医院·成都市温江区人民医院
  周 秘 四川省人民医院温江医院·成都市温江区人民医院
  袁丽君 空军军医大学唐都医院
  刘西耀 四川大学计算机学院
  刘 鑫 四川大学计算机学院

编 委（按姓氏汉语拼音排序）
  曹义雄 深圳市索诺瑞科技有限公司
  陈 林 深圳市索诺瑞科技有限公司
  高 君 四川大学计算机学院
  何金梅 四川省人民医院温江医院·成都市温江区人民医院
  胡盼盼 四川大学计算机学院
  姜文兵 温州市中西医结合医院
  李 蔚 四川省人民医院温江医院·成都市温江区人民医院
  李明奎 浙江萧山医院
  李俏颖 空军军医大学唐都医院
  廖明娇 四川省人民医院温江医院·成都市温江区人民医院
  林怡孜 四川大学计算机学院
  彭 熠 四川省人民医院温江医院·成都市温江区人民医院
  谭 静 四川省人民医院温江医院·成都市温江区人民医院
  王 佳 空军军医大学唐都医院

王　珊	电子科技大学附属医院·四川省人民医院
王自尊	四川大学计算机学院
邢长洋	空军军医大学唐都医院
闫景彬	温州市中西医结合医院
杨　瑞	四川省人民医院温江医院·成都市温江区人民医院
张　琳	四川大学计算机学院
张　艺	四川大学计算机学院
张　艺	四川省人民医院温江医院·成都市温江区人民医院
周　易	电子科技大学附属医院·四川省人民医院

序

在医学领域，尤其是在临床诊断和健康筛查中，超声影像技术因其无创、便捷及高效的特点，已成为不可或缺的工具。其中，颈动脉超声作为评估心脑血管疾病风险的重要手段，越来越受到重视并得到广泛应用。

基层医疗机构作为公众健康的第一道防线，对疾病的早期发现与干预起着至关重要的作用。但是，在颈动脉超声筛查方面，基层医师的培训和教育仍面临诸多挑战，《颈动脉超声筛查实用教程》的出版，将有效解决基层培训缺乏规范化教材的问题。

该书按照逻辑性和实用性进行编排，内容涵盖颈动脉超声的基础知识、筛查流程、操作技巧、图像解读等方面，并结合临床实例和视频演示，使得知识和技能的传授更为直观和易懂。这是一本针对性强、实用性高、易于理解且便于操作的培训用书，可以帮助基层医师系统地学习和掌握颈动脉超声筛查的理论知识和技术操作，从而提高其在实际工作中的应用能力。

该书凝聚了超声医学、医学工程学领域多位专家的心血，不仅关注技术的规范性和科学性，还强调操作的简便性和实用性。编撰团队依托国家卫生健康技术推广项目"智能掌超筛查颈动脉斑块技术运用与推广"，率先在成都开展了"三分钟颈动脉斑块早知道"的普筛活动，取得了一定的成绩并积累了基层颈动脉斑块筛查经验。

在前期工作的基础上，该书突破设备限制，将超声用于颈动脉筛查的理论与实践相结合而成书，回馈基层。期望通过这本书，能够提升基层医疗服务的整体水平，促进心脑血管疾病的预防和早期治疗，进一步保障和提高人民群众的健康水平。

刘东权
2025年3月于成都

前 言

在现代医疗体系中，基层医疗服务的质量直接关系到公众健康的整体水平。随着医学科技的不断进步，基层医疗服务的重要性日益凸显，特别是在慢性病防治和健康筛查领域。

心脑血管疾病是我国目前致死、致残的首要元凶。颈动脉超声作为一种无创、高效、成本低、效益高的筛查工具，对于预防和早期诊断心脑血管疾病尤其是脑卒中具有极其重要的价值。因此，提高基层颈动脉超声筛查能力成为提升整体医疗服务质量的关键一环。

《颈动脉超声筛查实用教程》正是基于这样的背景和需求编写的。本书致力于为基层工作者提供一本实用、易懂、操作性强的培训用书，旨在帮助他们掌握颈动脉超声筛查的基本技能和知识，从而提高基层医疗服务的效率和质量。

本书的特点在于其高度的实用性和针对性。书中详尽地介绍了超声的基础原理、临床解剖学基础、超声临床诊断的经验，以及高效运用超声设备的经验分享，还重点讲解了适用于基层的筛查技术和流程，最后本书还分享了典型的基层普筛案例，以辅助基层医疗工作者从中吸取宝贵的经验，从而更好地实现我国心脑血管疾病死亡率拐点的早日到来。

我们坚信，通过系统的学习和实践，基层医师能够有效运用颈动脉超声技术进行筛查，及时发现患者潜在的健康风险，为疾病的早期干预和治疗提供可能。这不仅是提升个人专业技能的机会，更是对提高社区健康水平和促进公共卫生事业发展的贡献。

本书的编写得到了多位领域专家的鼎力支持和悉心指导。在此，特别感谢他们的无私奉献和专业精神，正是因为有了他们的努力，这本培训用书才得以顺利完成。同时，也要感谢所有参与本书编写和出版工作的人员，他们的辛勤工作和卓越贡献是本书得以面世的重要保障。

最后，期待这本书能够成为基层人员的良师益友，帮助他们在颈动脉超声筛查的实践中发挥更大的作用，为促进公众健康做出更多的贡献。

张文军　尹立雪
2025 年 3 月于成都

目　录

第1章　超声成像基础导论 ·· 1
　　一、超声波的性质 ·· 1
　　二、超声波的产生 ·· 1
　　三、超声波的传播 ·· 2
　　四、超声波的衰减 ·· 3
　　五、超声成像原理 ·· 4
　　六、超声信号放大 ·· 5
　　七、常见二维超声参数 ··· 6
　　八、超声的分辨力 ·· 9
　　九、组织谐波成像 ·· 10
　　十、超声伪像原理 ·· 11

第2章　超声换能器的基础导论 ·· 17
　　一、超声换能器的简介 ··· 17
　　二、压电材料 ··· 18
　　三、换能器的切割 ·· 19
　　四、超声探头的简介 ··· 19
　　五、超声探头的类型 ··· 21
　　六、超声探头的注意事项 ··· 24
　　七、超声探头的常见故障和维护保养 ··· 25

第3章　多普勒超声基础导论 ·· 27
　　一、多普勒效应 ·· 27
　　二、血管超声多普勒效应的应用 ·· 28
　　三、多普勒参数 ·· 29
　　四、多普勒角度 ·· 30
　　五、多普勒测量 ·· 30

第4章　彩色血流成像导论 ·· 34
　　一、二维多普勒超声成像 ··· 34
　　二、颜色的含义 ·· 35
　　三、彩色的编码 ·· 36
　　四、ROI 的角度 ··· 37
　　五、血流混叠伪像 ·· 37

v

  六、造影成像模式 ﬤﾐ 40

第 5 章 血管超声基础导论 ﬤﾐ 42
  一、血液 ﬤﾐ 42
  二、血管 ﬤﾐ 43
  三、血管壁 ﬤﾐ 44
  四、血流的运动 ﬤﾐ 46
  五、血管的狭窄 ﬤﾐ 48
  六、斑块的回声类型 ﬤﾐ 50
  七、斑块的易损性分析 ﬤﾐ 50

第 6 章 目标结构的临床解剖 ﬤﾐ 53
  一、颈动脉的解剖 ﬤﾐ 53
  二、椎动脉的解剖 ﬤﾐ 55
  三、颈部静脉的解剖 ﬤﾐ 56

第 7 章 颈动脉常见疾病的临床诊断经验 ﬤﾐ 58
  一、颈动脉内中膜厚度测量 ﬤﾐ 58
  二、颈动脉斑块稳定性评估 ﬤﾐ 59
  三、颈动脉狭窄、闭塞的超声诊断 ﬤﾐ 63
  四、椎动脉狭窄的超声诊断 ﬤﾐ 72
  五、锁骨下动脉狭窄的超声诊断 ﬤﾐ 77
  六、颈动脉支架术后超声评估 ﬤﾐ 85
  七、其他导致颈动脉狭窄或闭塞的常见疾病 ﬤﾐ 90
  八、颈部静脉常见疾病的超声诊断 ﬤﾐ 96

第 8 章 超声设备的使用经验 ﬤﾐ 103
第一节 操作手法教学 ﬤﾐ 103
  一、超声探头的握持姿势 ﬤﾐ 103
  二、超声探头的握持及手法运动的技巧 ﬤﾐ 105
  三、正常人群的扫查过程示例 ﬤﾐ 107
  四、存在斑块人群的扫查示例 ﬤﾐ 112

第二节 人工智能医疗 ﬤﾐ 115
  一、人工智能与医疗 ﬤﾐ 115
  二、深度学习与超声 ﬤﾐ 117
  三、三维成像 ﬤﾐ 123

第三节 功能简介 ﬤﾐ 126
  界面功能说明 ﬤﾐ 126

附录 基层普筛案例数据 ﬤﾐ 134

第1章

超声成像基础导论

一、超声波的性质

超声波是人耳无法感知的声波,一般将振动频率超过 20kHz 的声波统称为超声波。医用超声波主要工作频率在 1～40MHz。医用超声波无法在空气中传播,但是可以通过液体(典型如耦合剂)作为传播介质来实现位移传播(图1-1)。医用超声波在人体中的传播过程非常复杂,涉及声学的多种现象,如折射、衍射、散射等。超声成像技术在三大基础医学影像技术(超声、CT、磁共振)中最为安全、实时、高性价比,已成为每一个医疗领域工作者都应当掌握的必备技能。

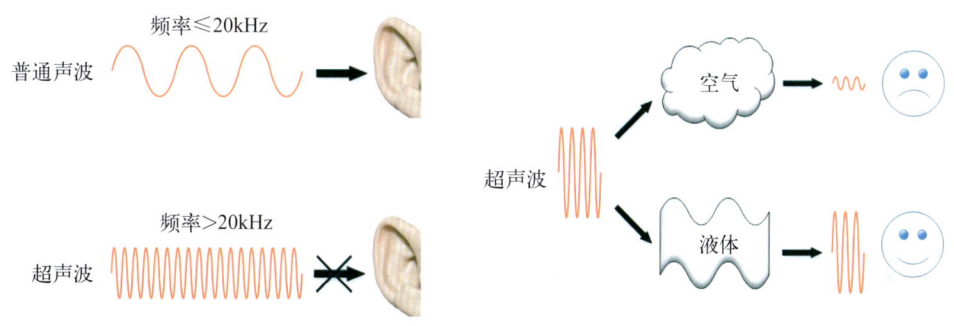

图 1-1 超声波的性质与传播特点

二、超声波的产生

通过超声换能器将电能转化为机械振动从而产生超声波。目前用于制作医用超声波换能器的材料,大致可以划分为传统锆钛酸铅(PZT)压电材料(包括升级的复合材料、单晶材料)、电容微机械超声换能器(CMUT)材料、压电微机械超声换能器(PMUT)材料等。其中 95% 以上的医用换能器仍采取高性价比的 PZT 压电陶瓷材料,通过对压电陶瓷材料施加固定频率的电压,即可获得等效频率的机械振动,从而获得等效频率的超声波发射;压电材料对反射回来的超声波进行接收响应,即可转化为后续可以进行分析的模拟电信号(图 1-2)。通过对换能器进行封装,实现防水和符合人机工程学的握持设计,便可以获得我们熟悉的超声探头。

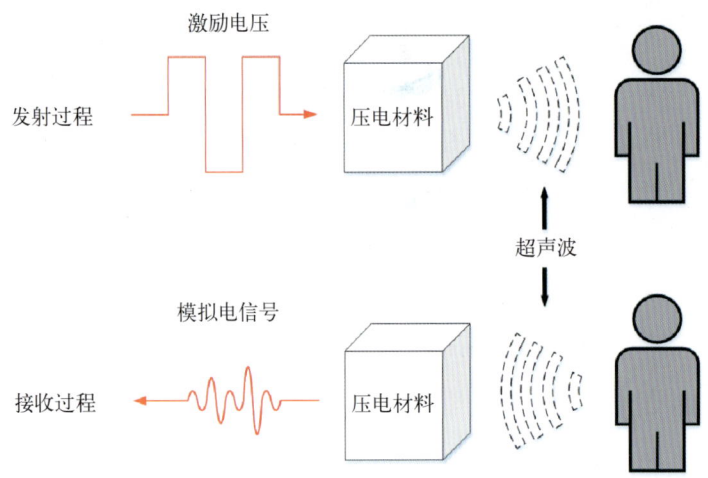

图 1-2　超声波的发射与接收过程

三、超声波的传播

医用超声波在人体中的传播是一个非常复杂的过程。以下为超声波在传播过程中涉及的一些基本的原理概念。

频率（frequency）：频率是 1 秒内传播路径中一个固定位置发生周期振荡的次数，频率越高，代表超声单位时间内振荡次数越多。频率和众多声学特性直接相关，典型如声衰减（attenuation），声波在组织中传播会存在能量的衰减，频率越高，衰减也会越快，这会造成图像穿透力（penetration）的不足，表现为超声图像中越深的组织，越无法看清楚。

声速（sonic velocity）：声速是由速度（speed）与声束方向（direction）共同决定的物理量。声波在人体中传播的速度存在差异，例如在脂肪中的传播速度为 1450m/s，而在肌肉中则为 1580m/s。一般超声系统会选择 1540m/s 作为声波在人体中传播的平均速度。

脉冲波（pulse wave）：超声波的波长与频率成反比，波长与频率的乘积等于波速（声速），因此频率越高，波长越短，超声图像的纵（轴）向分辨力越好。超声图像的横向分辨力则由超声线密度与声束的聚焦决定。脉冲波是一次性连续发出多个声波的一种发射模式。已知声速（c），通过计算发出脉冲波与接收到脉冲波的时间差（t），就可以计算得出反射界面距离超声探头的物理距离（d），这就是超声成像的基本原理（图 1-3）。

$$d = \frac{ct}{2}$$

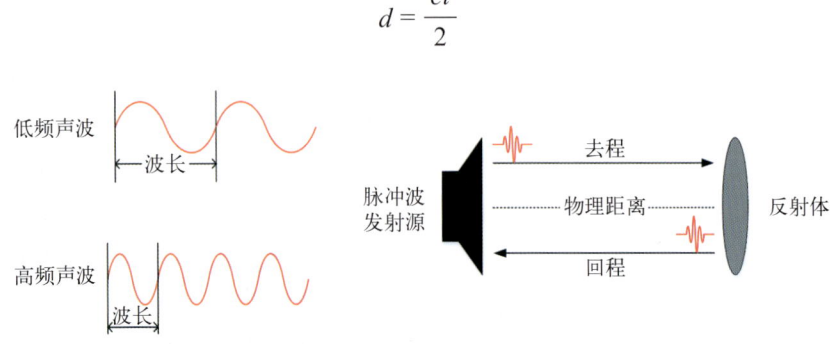

图 1-3　超声波的定位原理

当声波在人体中传播，遇到两种不同介质构成的光滑界面时（典型如血管壁结构就是一种光滑界面，超声波从肌肉组织穿透血管壁的过程，会发生折射与反射现象），声波一部分会被反射回来，一部分则会继续穿透，这部分反射回来的能量与两种介质面的声阻抗差呈正相关，两种介质的声阻抗差距越小，超声波穿透能量越强，反射能量越弱。反之，两种介质的声阻抗差距越大，超声波穿透能量越弱，反射能量越强（图1-4），这也是血管壁结构看起来比血管内血流信息更亮的原因。如果声波的传播方向（声束方向）垂直于界面，此时将发生全反射，图像也最为清晰，反之，如果（声束方向）与界面存在一定的角度，那么反射波会部分被探头接收，一部分能量发生折射消散（图1-5），这也是为什么颈动脉长轴越平行于探头表面（垂直于声束方向），血管的超声图像越清晰。

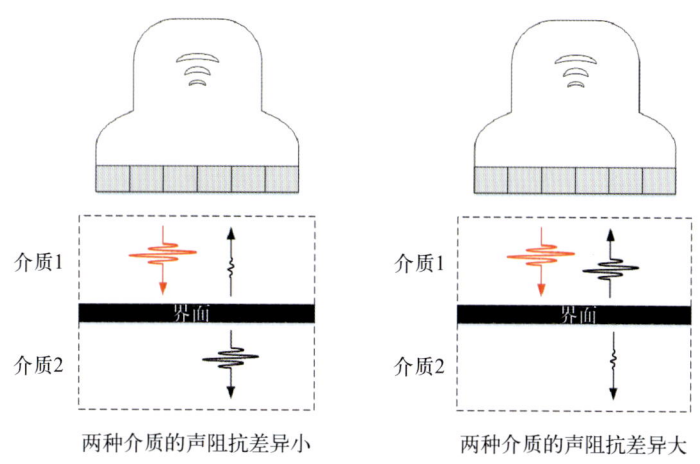

图1-4　超声波在声阻抗不同的界面中发生穿透或反射传播的特性

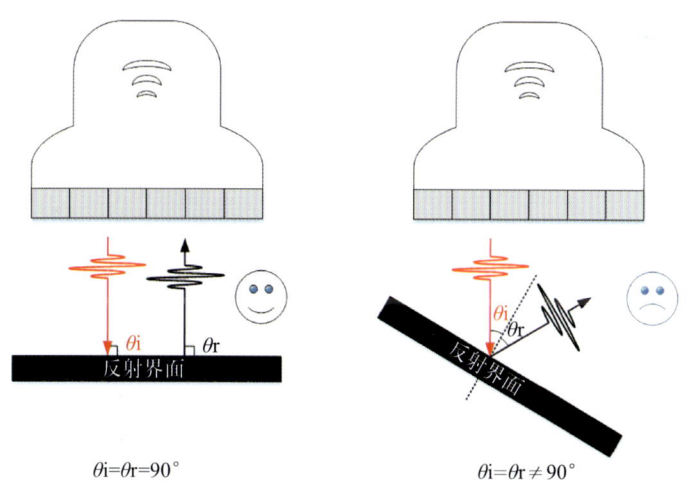

图1-5　超声波与反射界面发生全反射与折射的特性

四、超声波的衰减

声波在组织中传播时会发生能量的损失，损失越多，表示该组织的声衰减越严重，以声衰减系数作为量化评估。例如，软组织的声衰减系数只有1dB/（MHz·cm），而骨骼的声衰减系数为1000dB/（MHz·cm），这意味着超声可以轻松穿透软组织，但是无法穿透骨骼（图1-6B）。声衰减与频率呈正相关，频率越高，声衰减越快（图1-6A），因此纵（轴）向分辨力与图像穿透深度（可以清晰观察到组织结构的最大深度）之间往往存在矛盾。实际使用中，需要选择合适的频率以实现纵（轴）向分辨力与图像穿透深度之间的平衡。

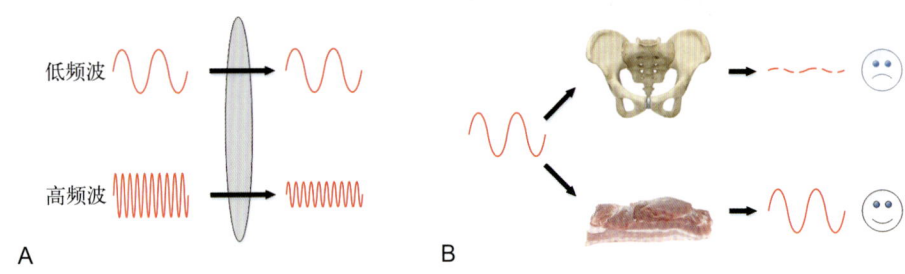

图 1-6　超声波的衰减特性

A.超声波的频率与衰减关系；B.超声波在不同组织中的衰减特性

五、超声成像原理

数字图像是由像素（pixel）构成的矩阵，像素是组成图像的最小单位。超声图像是将超声的反射信号强度与像素值进行匹配，用更亮的像素值来表达更强的超声反射信号，从而让肉眼可以感知超声信号反射的强度（图1-7）。因此，超声图像的亮暗，不能直接反映组织的某些物理特性（如软硬、密度、温度等），它仅代表了探头接收到某一特定深度的声波反射信号的幅值水平。

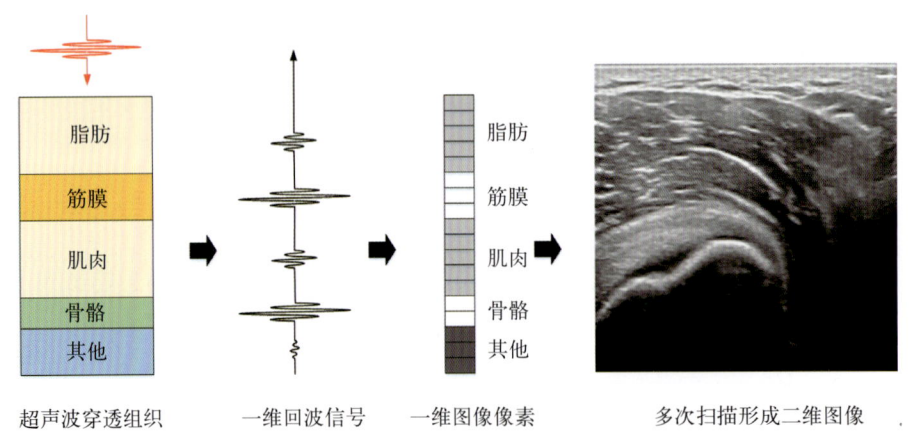

图 1-7　B模式二维超声成像的原理过程

现代的超声探头，往往是由多个PZT压电材料阵元组成的阵列（常见的有128阵元、256阵元等）。阵列通过电子扫描的方式沿深度方向获取一维回波数据，一维数据仅能反映某一个具体深度的声波反射能量水平，阵列沿着横方向进行若干次电子扫描，将每一次获取的一维数据排列起来成为二维数据。二维数据可以反映某一深度横方向位置的声波能量反射水平。这也就是为什么够宽（横向）的探头，其PZT压电材料阵元的尺寸越小，同尺寸阵列内含有的阵元数越多，超声图像的横向分辨力也就越好（越宽的探头越小的阵元尺寸可减少栅瓣伪像，横向分辨力越好）。通常，超声图像会被分成近场区域、中场区域与远场区域，可以粗略地理解为将超声图像依照显示深度进行三等分。

通过快速地重复发射与接收声波信号，就可以获得连续的超声图像，发射接收的频次越快，获得的图像帧数越多，通俗地讲就是图像帧率越高，超声图像越流畅。

上述超声的工作模式，就产生了最耳熟能详的二维超声模式：B模式（brightness mode），俗称B超。

六、超声信号放大

超声信号在组织中传播时，信号强度会不断地衰减（因被组织吸收转化、折射等复杂原因），为了让超声图像均匀一致，避免近场过亮、远场过暗的情况出现，需对超声信号进行放大（amplification），通常分为数字放大和模拟放大，无论哪一种放大都是为了对抗信号随深度衰减对图像造成的不良影响。

模拟放大器在硬件电路中实现，涉及过多电路专业知识，本文不作过多赘述，仅重点介绍数字放大器。数字放大主要通过两种方式得以实现，第一种方式称为全局增益补偿（gain compensation），通过增加或减少全局增益（gain），使图像变得更亮或更暗，从而帮助操作者在图像信号增加与噪声抑制之间找到全局平衡。第二种方式更为重要，称为时间增益补偿（time gain compensation，TGC）或深度增益补偿（depth gain compensation，DGC），这种补偿方式允许操作者对特定深度区域进行增益调节，典型的用途如操作者可以在血管检查中降低血管内特定深度的局部增益，以很好地抑制声学伪像（acoustic artifact），避免因伪像导致误诊，同时又可以保留血管外的增益水平，从而更好地观察甲状腺或肌肉等纹理的表现（图1-8）。

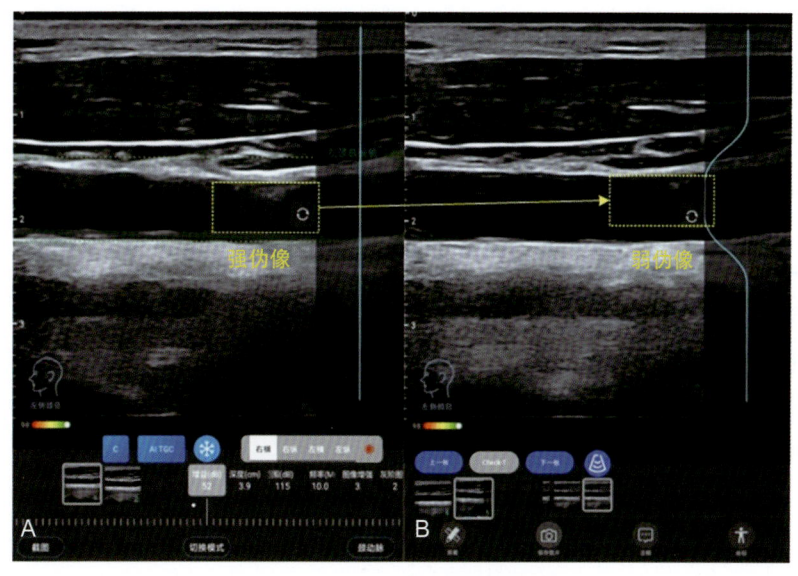

图1-8　TGC调节对图像的影响

A. 未经TGC调整的图像，血管内的伪像明显干扰了图像的观察；B. 采取TGC调整，降低了血管内的局部增益水平，可以明显地抑制伪像对图像观察的干扰

七、常见二维超声参数

（一）部位预设

超声检查部位的物理特性存在差异（如声衰减、深度、细节分辨率等），为了达到检查部位最佳的超声成像效果，超声系统提供了部位预设（part preset）功能。例如，在检查颈动脉时，可以在部位预设里选择"颈动脉"，系统会匹配最佳的通用参数，从而获得最佳的颈动脉图像表现（图 1-9）。

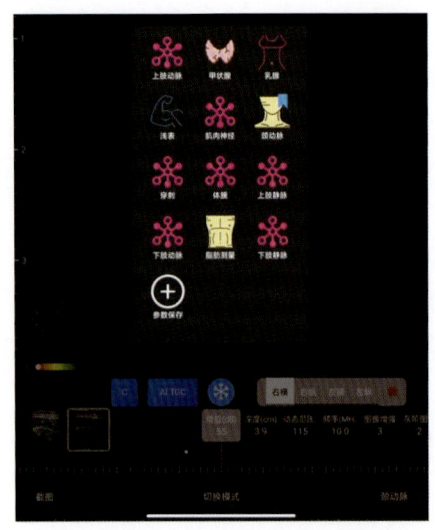

图 1-9　部位预设，可以快速选择合适的应用部位

（二）增益

全局增益（global gain）是一种数字增益补偿的调节方法，这种方式本质上无法增加超声二维图像的信噪比，仅仅是从全局角度实现噪声与超声信号的显示平衡。增加全局增益，会使图像整体更亮，这有利于凸显低回声的结构，如动脉粥样硬化斑块的表达，但副作用就是血管中的声学伪像会更加明显（图 1-10）。过高或过低的增益都不利于图像的清晰表现，在实际的超声检查过程中，需要操作者频繁地调节增益参数，才能得到更高质量的超声图像表现。

（三）动态范围

动态范围（dynamic range）是超声影像中一个重要的参数，定义为可变化信号的最大值与最小值的比值。超声的反射信号可以用幅值（amplitude）来量化表达。例如，超声从软组织中反射获得的信号幅值，与从骨骼界面反射获得的信号幅值相比，差别可能达数万倍。这种过大动态范围的信号，超过了人类肉眼识别的范围，也超过了现有电子显示屏的显示能力。为了能够表达类似巨大的信号幅值差异，超声系统往往需要对原始信号进行对数压缩（log compression），压缩信号的动态范围相较于原始信号减小很多，达到能用肉眼分辨骨骼界面与软组织的水平。在此基础上，超声设备还为使用者提供了一个可调节的动态范围参数。增加动态范围，图像的对比分辨率（即能够明确区分两个差异结构的能力水平）会有所降低，但细节信息量（即能够观察到的结构细节内容）会增加；降低动态范围，图

第1章 超声成像基础导论

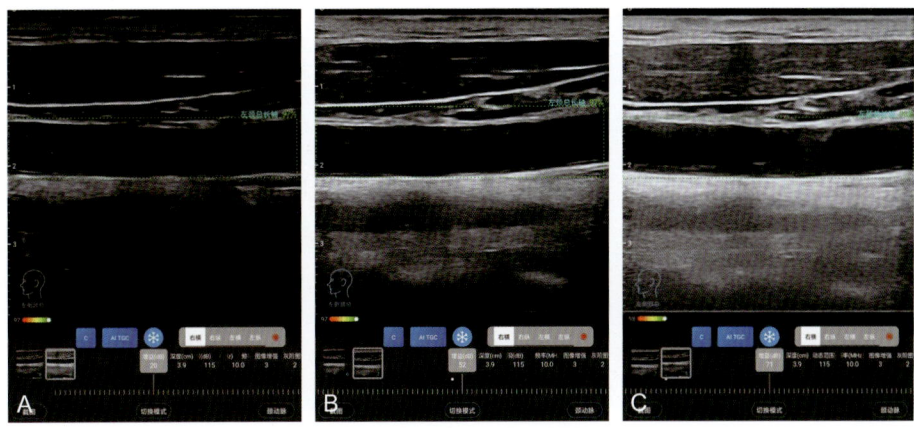

图 1-10　增益程度对图像的影响

A.增益过低时的颈动脉图像表现，图像信息量存在大量丢失；B.适当增益时的颈动脉图像表现；C.增益过高时的颈动脉图像表现，噪声干扰了图像区域

像的对比分辨率会提升，但是细节信息量会明显减少（图1-11）。动态范围参数并不需要频繁改变，但是通过动态范围的调整，可以使操作者更容易地找到需要关注的组织结构细节，是一个非常实用的可调参数。

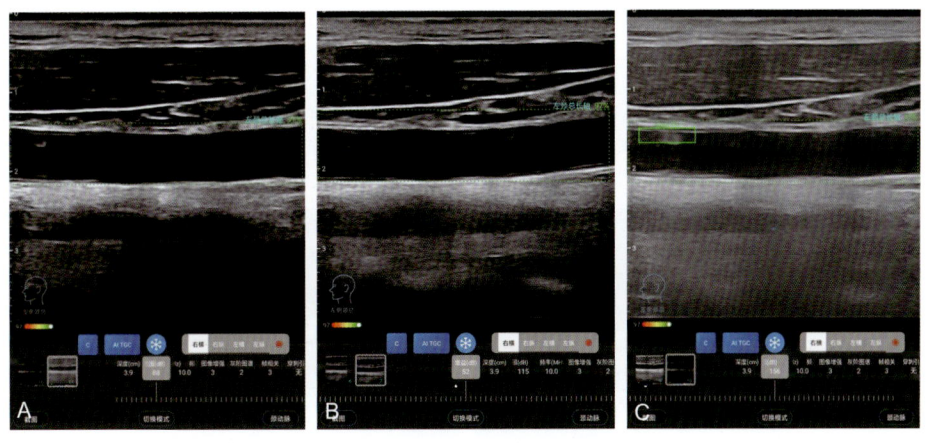

图 1-11　动态范围对图像的影响

A.动态范围过低时的颈动脉图像表现，肌肉信息量有明显丢失；B.适当动态范围时的颈动脉图像表现；C.动态范围过高时的颈动脉图像表现，噪声显著增加

（四）频率

频率（frequency）是超声影像中一个非常重要的参数。频率越高，图像的纵向分辨力越好，图像细节越清晰，但是频率越高同样会带来更高的声衰减特性，图像的穿透力会明显下降。例如，在颈动脉超声检查中，推荐的频率范围是6～12MHz，在锁骨下动脉或椎动脉（较深部的血管）的检查中，可以适当降低频率范围至6～8MHz，在颈动脉或颈静脉（较浅部的血管）的检查中，可以适当调高频率范围至10～12MHz，这样会获得更好的图像表现（图1-12），从而提高诊断的准确性。频率参数也不需要频繁调整，例如，在探测深度不足的情况下，可以适当调低频率参数，以获得更好的深处图像质量。

7

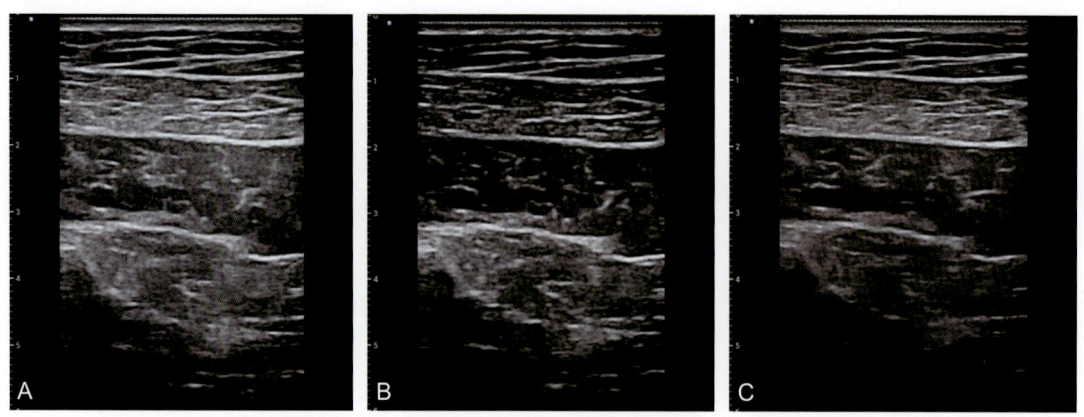

图 1-12　超声波的频率特性

A. 7MHz 的肌肉表现；B. 10MHz 的肌肉表现；C. 12MHz 的图像表现

（五）后处理

后处理（post-processing）是一种为了迎合操作者肉眼观察习惯的图像美化处理方式。后处理的目的包括图像增强（image enhancement）、噪声抑制（noise reduction）、图像平滑（image smoothing）等，是一种非常重要的超声图像处理技术。根据处理能力的强弱可以分为数个后处理强度，后处理的强度增加，会有效提升图像的可观察性，但同时会造成图像失真（image distortion），导致组织结构的细节被掩盖。相反，如果后处理的强度降低，会导致斑点噪声（speckle noise）过分明显，干扰肉眼视觉对组织结构信息的整体判断（图 1-13）。因此，后处理强度不需要频繁调整，操作者按照自身习惯进行一次性调整，即可满足长时间的使用需求。

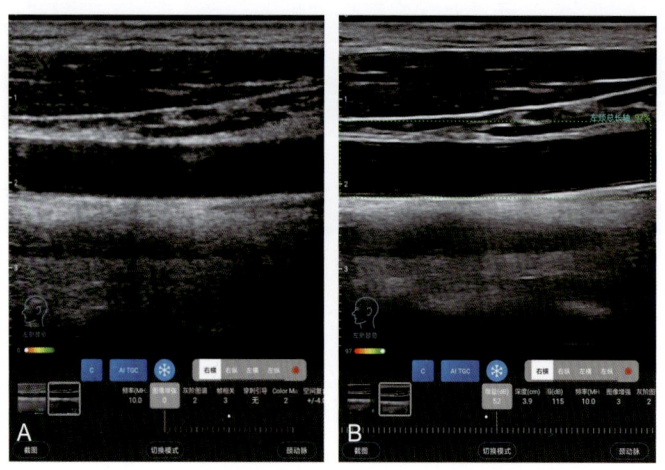

图 1-13　图像后处理技术对超声影像的提升

A. 关闭图像后处理的颈动脉图像；B. 打开后处理的颈动脉图像

（六）数字时间增益补偿

数字时间增益补偿（time gain compensation，TGC）是一种基于原始图像的数字增益补偿方式，目的是对特定深度的局部增益进行差异化控制，往往可以和全局增益搭配使用。

操作者可以降低全局增益，增强图像对比度，抬高 TGC 局部增益，提升具体深度的图像信息量；操作者也可以抬高全局增益，提升图像全场信息量，降低 DTGC 局部增益，抑制特定深度区域的噪声水平（图 1-14）。这样的 TGC 调节技巧，在血管超声检查中尤为实用。因患者血管深度差异，TGC 需要经常调整。当然，目前很多的超声系统支持了 AI-TGC 功能，可以一键帮助操作者快捷调节最佳 TGC，适应更频繁的 TGC 调节需求。

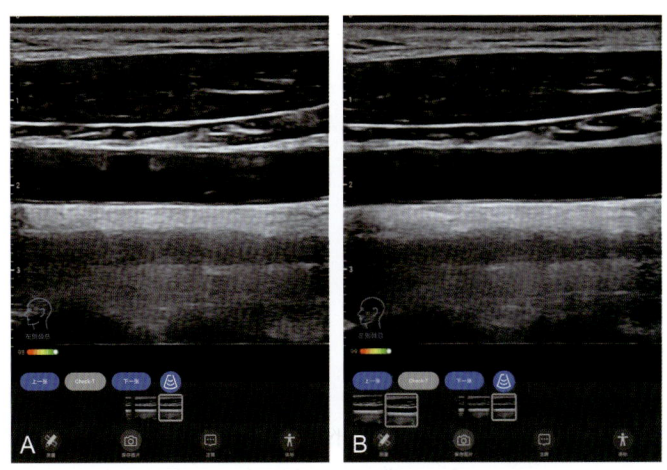

图 1-14　TGC 功能对伪像的抑制（颈动脉）
A. 未使用 AI-TGC 功能的颈动脉图像；B. 使用 AI-TGC 功能的颈动脉图像，血管中的伪像被明显抑制

八、超声的分辨力

超声的分辨力（resolution）是操作者最关心的一类参数，操作者并不能直接调节分辨力参数，但是需要了解影响超声分辨力的因素。超声的分辨力对于操作者而言最重要就是图像分辨力，图像分辨力就是能够准确区分图像上两个相邻结构的识别水平。当然，这里要排除操作者不良视觉水平的影响。例如，按照相关行业标准，浅表超声频率在 10～12MHz 条件下，纵向分辨力须达到 0.5mm 以上的水平。超声的分辨力可以从三个维度来评价，即横向分辨力、纵向分辨力，以及切片厚度分辨力（图 1-15）。切片厚度分辨力主要由探头的阵元尺寸决定，操作者不可感知。

横（侧）向分辨力（lateral resolution）在医学超声中指的是超声图像在垂直于声束传播方向上的分辨能力，也就是说它衡量了超声系统区分相邻结构或物体的能力。横向分辨力≈波长 × 焦点深度/探头的有效孔径大小。因此，使用高频率（较短波长）的超声波、适当调整焦点深度，以及选择具有较大孔径的探头，可以显著改善横向分辨力（图 1-16）。

纵（轴）向分辨力（axial resolution）指的是超声波在与波束传播方向相同的方向上区分两个相邻物体的能力。纵向分辨力≈波长 /（2× 带宽比）。因此，使用高频率（较短波长）、宽带探头发射短脉冲（如带宽比 0.8，即 80% 带宽）的超声波，会获得较好的轴向分辨力。在实际的操作过程中，只有图像的穿透力无法满足诊断观察时，操作者才需要降低发射频率，否则应当保持较高的发射频率，以获得更好的纵向分辨力水平。

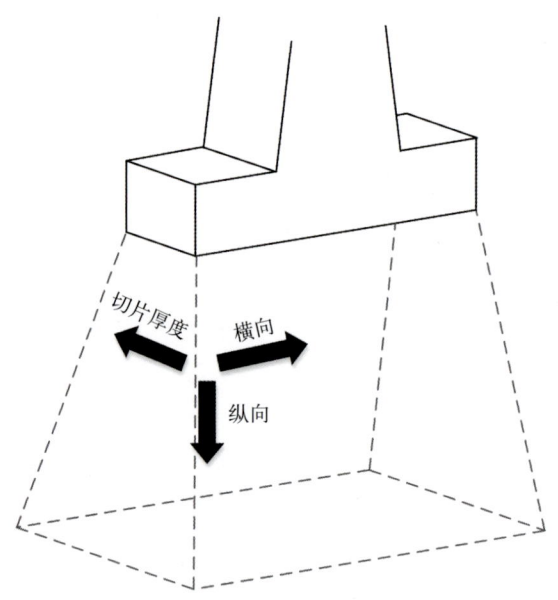

图 1-15　超声探头与超声图像分辨力

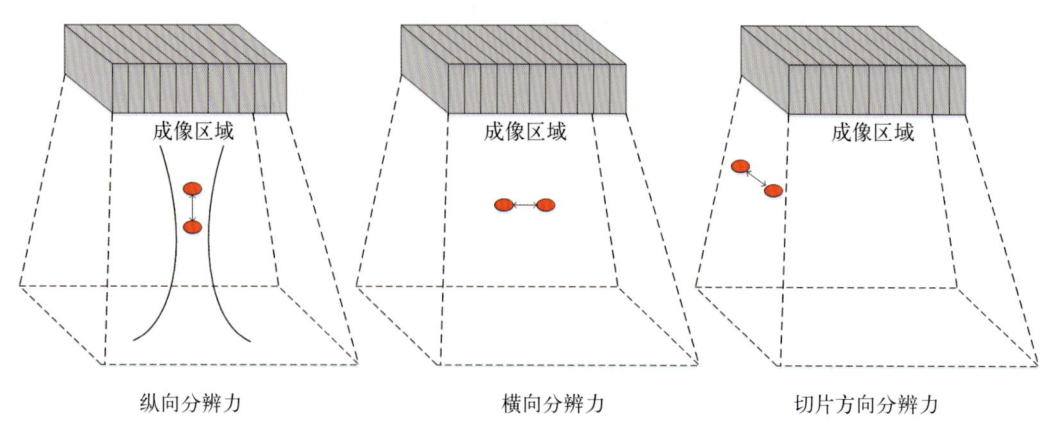

图 1-16　超声探头阵元排列与分辨力之间的关系

九、组织谐波成像

超声成像技术的进步，就是不断提高对抗声学伪像干扰能力的过程。其中非常有效的一种成像技术手段称为组织谐波成像（tissue harmonic imaging，THI），目前 90% 以上的超声系统都默认使用这种成像技术。THI 是利用超声脉冲波在组织中传播时产生的非线性特性进行成像。声波在组织传播过程中会产生形变，导致返回的脉冲波频率成分与发射时的频率成分有显著差异，通常会产生基波（fundamental wave）、二次谐波（second harmonic）等谐波信号（图 1-17）。在工程技术上，通过将基波滤除提取谐波的方式（filter THI），或通过发射相反脉冲抵消基波的方式（phase inversion THI）来提取谐波信号。后者因为带宽优势，已成为当前技术的主流方案。

组织谐波成像技术会产生比发射频率更高的接收频率，这意味着，使用 THI 技术的图像首先在纵向分辨力上将优于基波成像技术；其次，THI 技术受到混响伪像、栅瓣/旁瓣伪像的影响较小，因此使用 THI 技术会获得更好的成像效果，图像更加干净与通透。但是频率提升会造成信号衰减的增加，图像的穿透力将有所下降，这是 THI 技术成像的主要副作用，但 THI 成像技术优秀的图像表达能力，使其仍然成为优先选择的默认成像技术手段。

十、超声伪像原理

超声在人体中传播时，会发生复杂的声学现象（折射、反射、散射等），这些复杂的声学现象，会造成超声声学伪像（acoustic artifact）（图 1-18）。分析和了解这些伪像的类型，不仅有助于

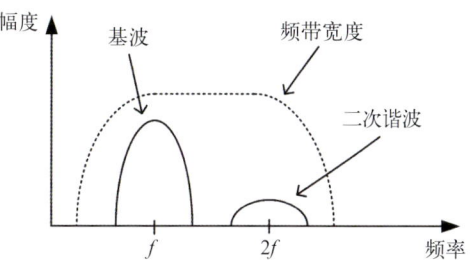
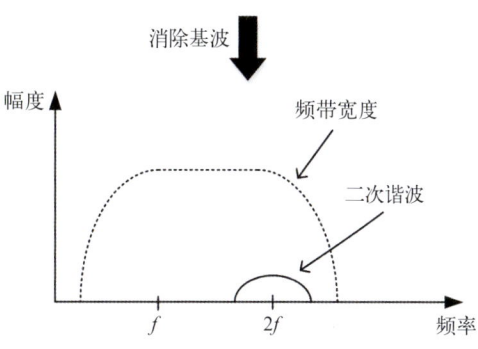

图 1-17 谐波成像中滤波谐波成像的原理

设计更好的滤波器去抑制伪像，同时也能辅助操作者避免受到伪像的干扰，造成诊断的误判。

以下是颈动脉血管中经常看到的伪像（图 1-18），读者觉得是哪一种伪像？如何能更好地抑制？后文将详细解答。

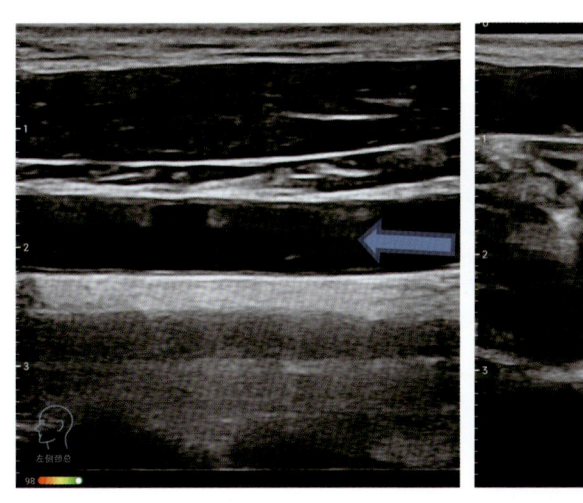
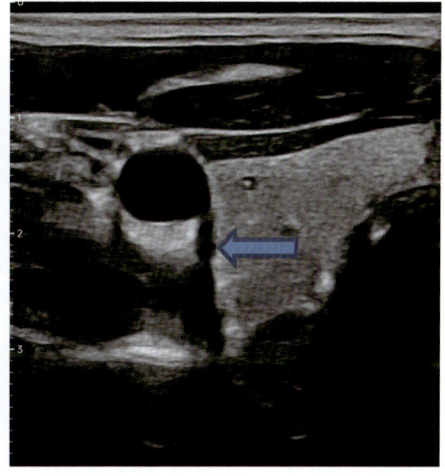

图 1-18 颈动脉血管中常见的伪像

（一）混响伪像

混响伪像（reverberation artifact），指超声波垂直传播至光滑的界面（如胸壁、腹壁上）时，超声波在探头和界面之间来回反复多次反射，引起重复信号的多次反复接收，从而出现等距离的多条回声亮纹，强度依次递减的现象（图 1-19）。这种现象在膀胱前壁、胆囊底、大囊肿前壁等部位尤为明显。动脉血管前壁伪像要强于后壁伪像也是混响伪像的一种典型现象。

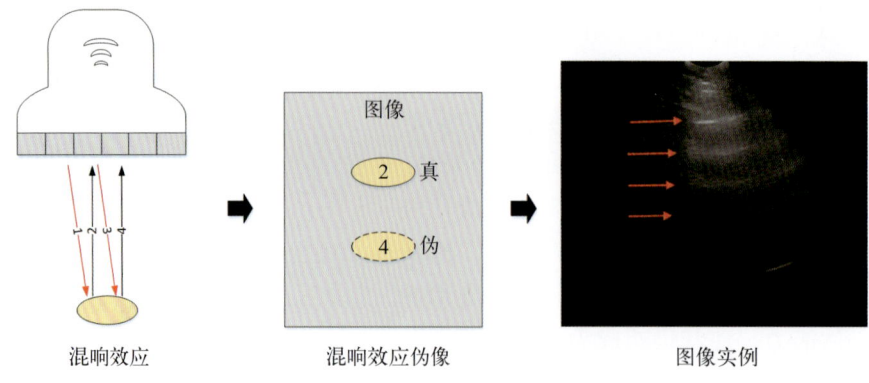

图 1-19　混响伪像

（二）振铃伪像

振铃伪像（ringing artifact）也称为多次内部混响伪像，超声波在器官组织的异物内（如胆结石等）来回反射直至衰减，产生特征性的彗星尾征（图 1-20）。这是异物的声阻抗与周围组织相差较大，超声波在异物与周围组织的界面处产生强烈反射和散射所致。在血管动脉粥样硬化斑块中，时常可以观察到振铃伪像，这种伪像反而成为准确判断斑块钙化病灶的重要依据。

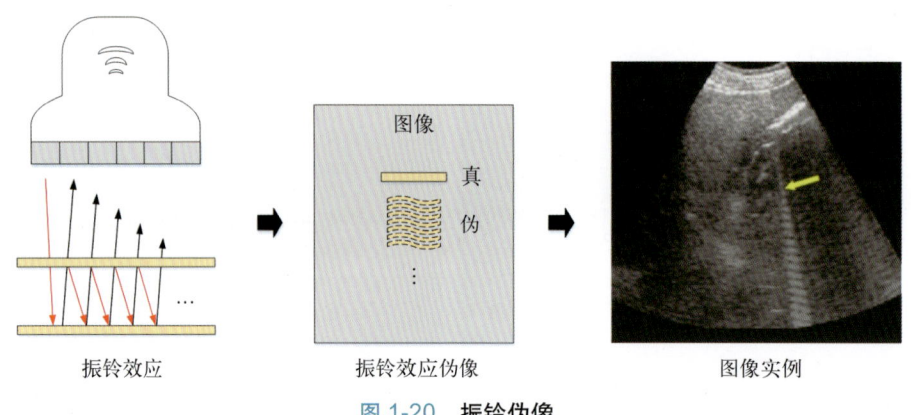

图 1-20　振铃伪像

（三）镜像伪像

镜像伪像（mirror artifact）指的是超声波遇到大而光滑的界面（如血管壁与周围组织的界面）时，反射回声如同镜子反射光一样，产生虚像（图 1-21）。这种伪像在血管超声检查中尤其常见，可能会导致对血管结构和病变的误判。例如，在检查颈动脉时，可能会出现血管壁的镜面伪像，使得看起来好像在血管中央还有多层的血管壁结构，从而干扰对血管真实内径和斑块位置、大小的准确评估。镜像伪像对角度非常敏感，通过简单地调整血管的俯仰角度，可以有效避免镜像伪像对诊断的干扰。

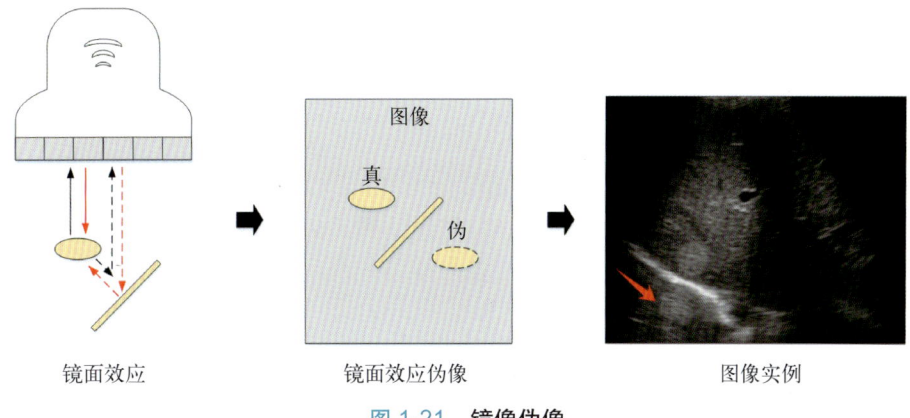

图 1-21 镜像伪像

（四）切片厚度伪像

在医学超声中，切片厚度伪像（slice thickness artifact）是由于超声波束的厚度导致的图像伪像（图 1-22）。当超声波穿过人体组织时，波束不仅仅是一个平面的横截面，而是具有一定厚度的。因此，超声波在穿过不同的组织层时，会同时接收到来自多个平面的信息。这个现象会导致图像中的某些结构看起来模糊或不准确，尤其是在液体和固体组织的边界处。在动脉粥样硬化斑块中，常可以观察到悬浮在血管中心的高亮回声斑块，这种情况通常并不意味着斑块真的在血管中。实际上，斑块往往是在侧壁上，由于切面厚度伪像的缘故，被凸显了出来。遇到这种情况，操作者需要充分扫查，改变探头的扫描角度，使得波束尽可能垂直于目标组织，或通过长轴与短轴的切换手法，准确判定斑块所在的真实位置。

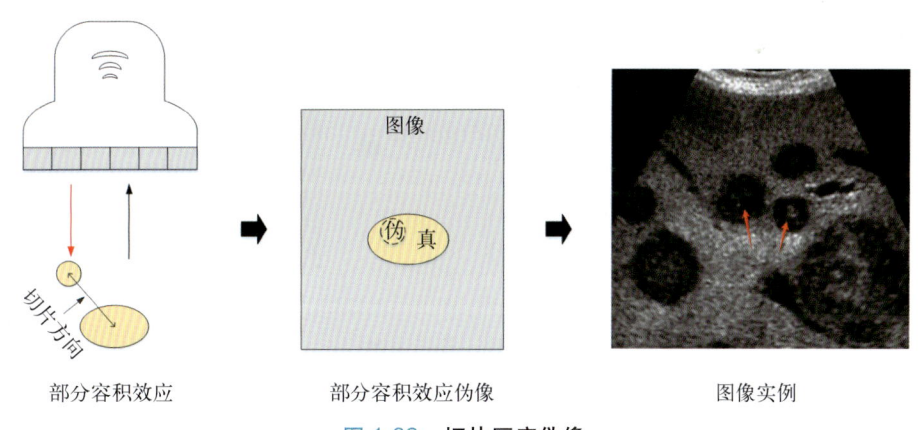

图 1-22 切片厚度伪像

（五）旁瓣伪像

超声波在组织内的传播并非完全单波束（主瓣方向）传播，还存在一些旁瓣。旁瓣的声强较弱，但在遇到强反射体等特殊情况下，旁瓣也可能产生回波信号并被接收。旁瓣与主瓣同时扫查物体时，旁瓣回声与主瓣回声重叠，从而形成旁瓣伪像（side lobe artifact）（图 1-23）。在颈动脉扫查过程时，主血管影像清晰，但在其侧边可能会有较淡且不太规则的类似血管的伪像，此时就需要注意是否是旁瓣伪像出现的情况。

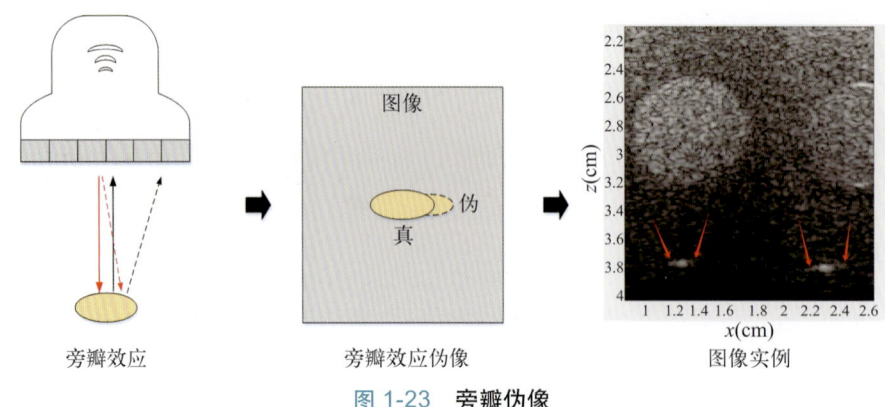

图 1-23 旁瓣伪像

(六) 声影

声波在组织中传播的过程中遇到强反射（如骨骼、结石、钙化等）、声衰减系数极大的物质或与声束垂直的界面时，超声波完全被反射或散射，不能继续向前传播，导致其后方出现无回声区，即声影（acoustic shadow）（图 1-24）。在血管动脉粥样硬化斑块中，经常会观察到血管图像断开，后方形成明显的声影，这种现象是判断颈动脉斑块存在钙化病灶的重要依据，应当采取长轴、短轴的切换手法充分观察声影位置，判断是否存在明显的钙化病灶。

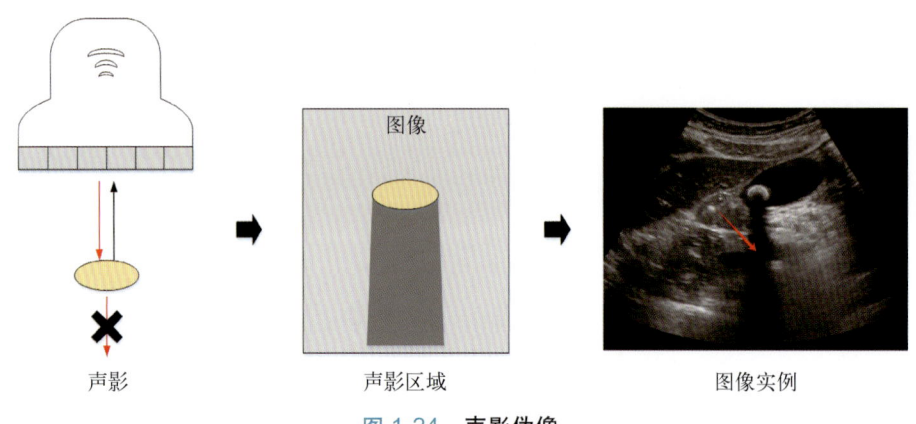

图 1-24 声影伪像

(七) 折射声影

超声波束在经过两种不同声速的组织之间的界面时，可因折射而产生声影，称为折射声影（refracted sound shadow）。例如，当超声束从软组织进入骨骼时，由于声速的突然变化，超声束发生折射，使得一部分超声能量无法到达骨骼后方的组织，从而在骨骼后方形成声影（图 1-25）。折射声影的形状和大小取决于界面的形状、入射角以及两种组织的声速差异等因素。一般来说，折射声影的边界不如反射声影清晰，且可能会随着探头位置的改变而发生变化。

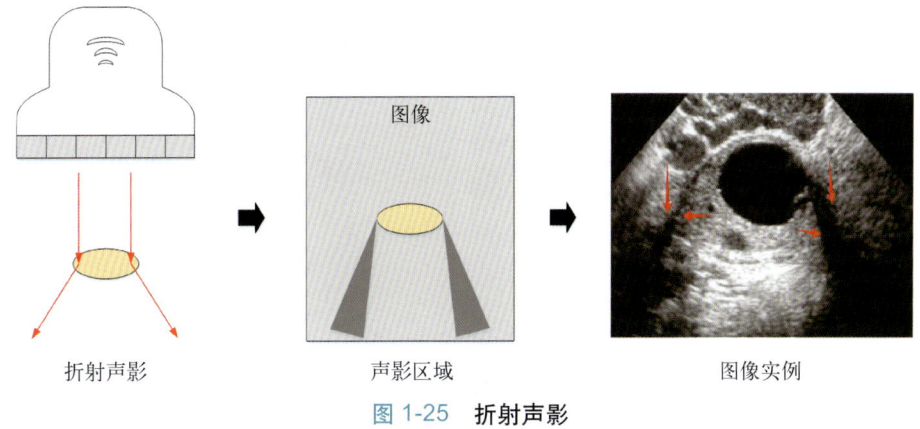

图 1-25 折射声影

（八）电子伪像

电子伪像（electronic artifact）是非常常见的超声伪像类型，形成的原因有设备电路老化、硬件损坏、电源引入等，往往表现为涌动波浪纹、快频闪烁高亮星状噪声（图 1-26）。电子噪声与组织传播无关，因此固定扫查位置时，电子伪像往往是自由运动的，和所接触的组织位置无关。其次，电子伪像需要形成人体回路，很多时候在接触人体后，才会有明显的表现，空载条件下，现象往往并不明显。对于电子伪像的抑制，首先需要妥善维护和保养超声设备，避免液体或灰尘侵入造成硬件损坏。其次，电源干扰引入是最常见的原因，应当保持电源零、火、地线的良好状态，避免大功率用电设备与超声设备使用同组电源等。若拔掉外部供电电源后，电子伪像消失，即可判断是外部引入的电源干扰导致。

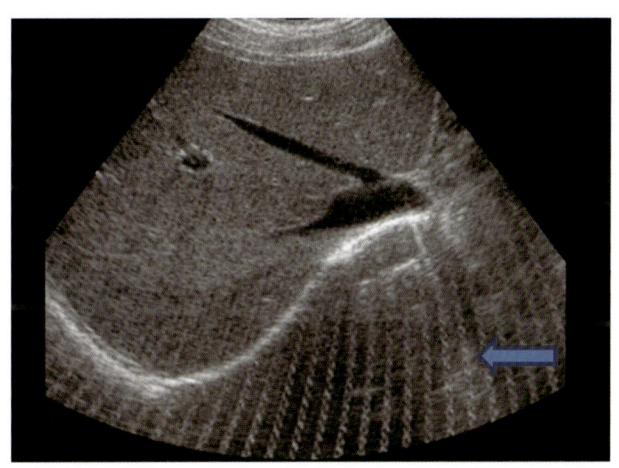

图 1-26 电子伪像，检测外部供电环境，往往可以消除电子伪像

综上所述，超声的伪像无法完全避免。伪像在大部分时候会干扰到正常的超声影像判读，因此需要操作者了解常见伪像的产生原因和可能的表现，以便通过调整参数和操作手法来抑制伪像的干扰。但是伪像也是辅助诊断的一项重要依据，例如利用振铃伪像判断钙化灶的情况，通过声影伪像判断隐藏斑块的存在等。最后将揭晓上文讨论的颈动脉常见伪像的答案（图 1-27）。

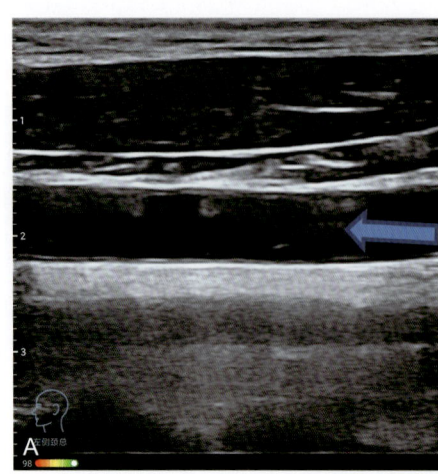 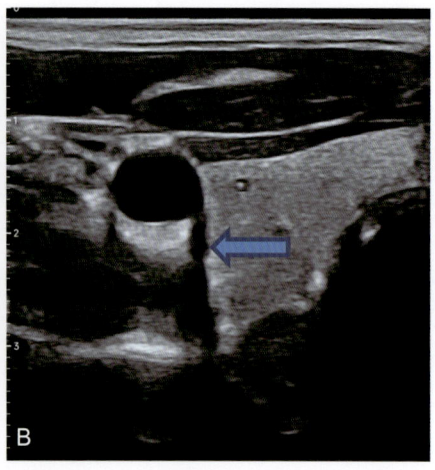

图 1-27 颈动脉常见伪像（图 1-18 答案）

A. 为混响伪像，通过结合俯仰角调节手法与钟摆扫查手法，可以较好地避开混响伪像，另外 AI-TGC 也是抑制混响伪像较好的方式；B. 为折射声影，通过钟摆扫查手法，可以在一定程度上抑制折射身影，但无法完全消除

（张文军　刘　鑫　刘西耀　王自尊　张　艺　高　君）

参 考 文 献

陈思平, 2009. 超声医学基础 [M]. 北京：人民军医出版社.
姜玉新, 王志刚, 2010. 医学超声影像学 [M]. 北京：人民卫生出版社.
李治安, 2003. 临床超声影像学 [M]. 北京：人民卫生出版社.
彭虎, 2008. 超声成像算法导论 [M]. 合肥：中国科学技术大学出版社.
万明习, 2010. 生物医学超声学 [M]. 北京：科学出版社.

第 2 章

超声换能器的基础导论

一、超声换能器的简介

超声换能器是一种将电能与超声波声能交换转变的装置。在医学超声成像领域,通常分为发射过程的能量转化与接收过程的能量转化。

1. 发射过程:将电信号施加在换能器压电晶片上时,晶片会发生指定频率的机械振动,从而辐射出超声波进入传导介质(如水、耦合剂、人体)。

2. 接收过程:超声波在介质中传播机械振动,被换能器晶片接收到,再次利用压电效应转换为电信号,传导至超声系统进行成像运算。

超声换能器的原理和组成结构类似,图 2-1 展示了一个典型的线阵超声换能器的结构。

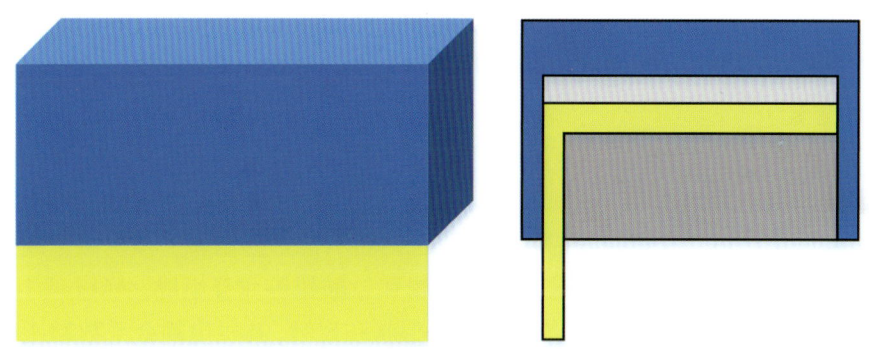

图 2-1　超声换能器结构组成图

超声换能器从上到下依次是声透镜(蓝色)、一层或者多层的匹配层(上灰色)、压电材料(黄色)、信号引出线(侧面黄色)、背衬层(下灰色)等

3. 匹配层:匹配层材料分布在压电材料上方,声透镜的内侧面。压电陶瓷材料的声阻抗大,人体器官的声阻抗小,为了让发射的超声波能够大部分传输到人体器官,需要在压电材料和人体之间加入不同声阻抗的材料,实现阻抗的逐渐变化。匹配层会影响超声换能器的灵敏度、带宽等重要参数,根据设计和工艺难度,一般采用两层或者三层匹配层。

4. 声透镜:位于匹配层材料外侧,可以对压电材料发射的超声波进行孔径方向的聚焦,使能量集中,提高图像质量。声透镜还能起保护和缓冲作用。超声换能器经常在患者身上来回摩擦，声透镜直接与人体接触，一般采用比较软的硅橡胶，其声阻抗与人体基本一致，与人接触和挤压时没有疼痛感。

5. 背衬材料：位于压电材料下面，有支撑和吸收干扰超声波的作用。压电陶瓷比较脆，在压电材料背后需要一个比较硬的物体作为支撑块，把脆性的压电陶瓷支撑住，让超声换能器成为一个整体。当对压电材料施加电压激励时，压电材料不但向匹配层方向发射超声波，也会向背衬方向发射超声波，而往背衬发射的超声波是干扰信号，需要让其消失。背衬材料有较高的声衰减系数，传入其中的超声波几乎可以全部消耗在背衬中。背衬材料的性能同样会影响超声换能器的灵敏度和带宽等参数。

6. 诊断类超声换能器通常是多阵元型。以线阵超声换能器为例，可以有64、80、96、128、192、256等阵元数。根据设计需要，一片压电材料被机械切割成对应的阵元数，一个阵元还可以分割成若干个子阵元，子阵元通过导线连接起来形成电气连接，并连成一个阵元。这样做的目的是得到更单纯的振动模式。两个阵元的中心距离叫作阵元间距，一个阵元的长度方向叫作换能器的孔径。

二、压电材料

压电材料是一种具有压电效应的电介质。压电效应是一种物理现象，是法国物理学家居里兄弟在1880年发现的，分为正压电效应和逆压电效应。电介质在沿一定方向受到外力作用而发生变形时，电介质内部会产生极化现象，并在它的两个相对表面上出现正负相反的电荷。当外力消失后，电介质恢复到不带电的状态，这种因外力作用使电介质带电的现象叫作正压电效应。相反地，如果在电介质的极化方向上施加电场时，在此电场的作用下，电介质会产生机械变形或机械压力，当外加电场消失，变形或压力也随之消失，这种现象称为逆压电效应。

20世纪30年代，科学家发明了锆钛酸铅（PZT）压电陶瓷，因其具有压电性能优越、机械强度高、价格低廉等优点，有很广泛的用途，绝大部分的超声换能器都采用锆钛酸铅压电陶瓷作为压电材料。压电陶瓷的制备过程包括粉料混合物制备、预烧结、成型、排塑、烧结、镀电极、极化等过程。锆钛酸铅由锆酸铅和钛酸铅等成分组成，经过近1000℃高温烧结，机械强度特别高，可以加工成各种不同的形状和尺寸，其机电耦合系数和压电常数高、电容率大，是超声换能器的首选材料。医用超声换能器上其他常用的压电材料还有压电单晶材料、压电复合材料和CMUT/PMUT材料等。

压电单晶材料是由单一晶体组成的压电材料，它具有高度的晶体完整性和优良的压电性能，压电系数通常比多晶压电材料高，由压电单晶材料制作的超声换能器具备高灵敏度、更宽带宽的特点。但是压电单晶材料的制备工艺复杂、成本高、居里温度低，目前主要在高端超声诊断设备上使用较多。

压电复合材料是将具有压电效应的材料和非压电效应的材料按照一定的方式组合在一起，并构成具有压电效应的复合材料。超声换能器用到的压电复合材料，一般是由压电陶瓷或者压电单晶材料与环氧树脂复合而成，俗称陶瓷复合或单晶复合，常用的有2-2复合和1-3复合（图2-2）。2-2复合材料是由黄色表示的若干条均匀分布的长条形压电材料和灰色表示的填充在其中的环氧树脂组成，1-3复合材料是由黄色表示的若干个均匀分布的方形柱压电材料和灰色表示的填充在其中的环氧树脂组成。

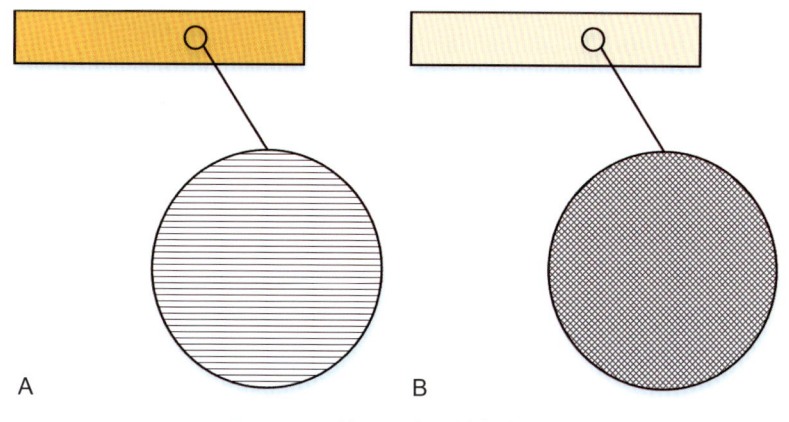

图 2-2　两种不同类型的复合材料
A. 2-2 复合材料；B. 1-3 复合材料

CMUT 和 PMUT：利用微机电系统 MEMS 技术制作的超声换能器，叫作微机械超声换能器 MUT，是一种半导体加工技术，近些年在快速发展，主要分为电容式（CMUT）和压电式（PMUT）两种。相比上述提到的压电材料制作的传统超声换能器，MUT 类超声换能器体积小，单个成本低，功耗低，易于与电路集成进行灵活控制。但是 MUT 技术的研发投入和单次制作投入成本高，成为其在超声诊断系统普及的瓶颈。

三、换能器的切割

超声换能器切割过程通常有两个方向，一种是从压电材料往匹配层方向切割，通过调节切割深度可以控制压电材料、匹配层的切深尺寸；另一种是从匹配层往压电材料方向切割，这是一种贯穿式切割，把匹配层和压电材料完全切割成独立的阵元。切割方向和深浅决定了换能器的性能和加工工艺难度，切得越深，性能越好，但是工艺难度越大，越容易损坏（图 2-3）。

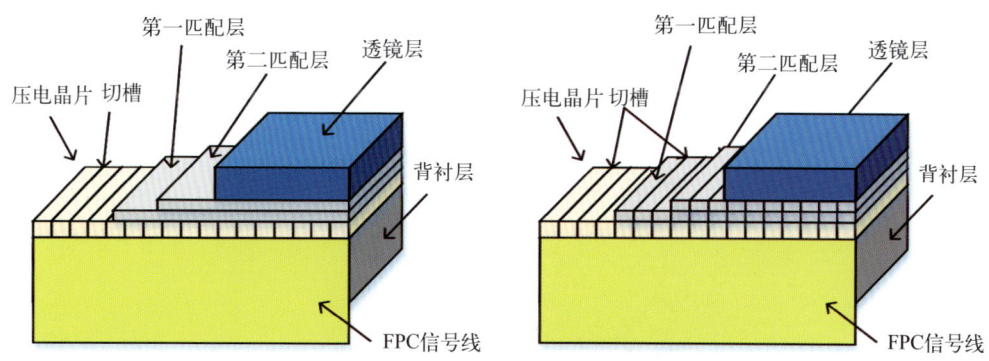

图 2-3　不同的切割方向与切割深度影响换能器的性能水平

四、超声探头的简介

超声探头通常由超声换能器、外壳、电缆线和插头四部分组成（图 2-4）。

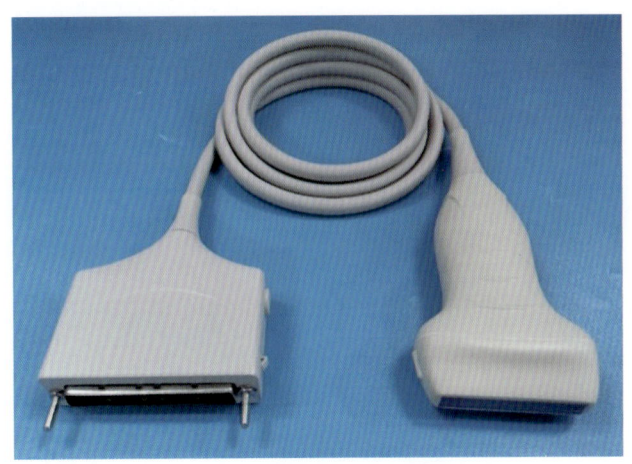

图 2-4　典型的线阵超声探头

超声换能器是超声探头最核心的部件，它的主要功能是进行电信号和超声波信号的转化，是超声诊断系统的信号来源。超声换能器的设计和性能（如频率、带宽、灵敏度）对超声成像的质量和应用效果至关重要。

超声外壳是超声换能器的保护装置，具有以下两大功能：一是保护超声换能器，在临床使用时碰撞产生的力基本都施加在超声外壳上，减少超声换能器因外力而受到破坏的风险；二是保护操作者和患者，超声换能器接入超声系统后，有高压击穿和漏电流的风险，超声外壳把超声换能器完整地包裹起来，加了一层绝缘层，把换能器与外界隔离开，医师或者患者无法接触里面的导电部分。基于以上需求，超声外壳一般选用硬质塑料材料，可以保证其强度和绝缘效果。

电缆线是一种多芯复合极细同轴电缆，常用电缆线的多芯根数从 16 芯至 288 芯不等，主要取决于 B 超扫描图像成像的品质。黑白超探头根数少，彩超、3D/4D 超声探头根数相对较多。由于黑白超探头电线芯数少，电缆线所用传输信号导体的一般规格是 30～36AWG，彩超和 3D/4D 探头芯数多，导体使用规格是 40～44AWG。AWG 即美国线规，代表导体的截面积，数字越大则截面积越小，相对于导体的直流电阻越大，信号衰减也随之越大。单根极细同轴电缆包含导体层、绝缘层、屏蔽层和外被层（图 2-5）。

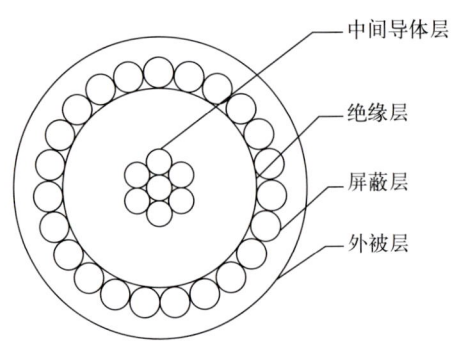

图 2-5　单根极细同轴电缆横截面

插头是超声换能器与超声系统的连接部件，一般包括连接器、插头外壳、PCB 以及 PCB 上用于电路匹配的元器件。通常，一台超声设备需要诊断人体的不同部位或器官，因此对超声探头的需求不同。现在的超声设备同时支持多达几十种探头，为了实现不同功能，需要一个便捷的连接器把超声换能器与系统连接起来，实现快速切换。随着行业集成度的不断提升，连接器也越来越小巧（图 2-6）。

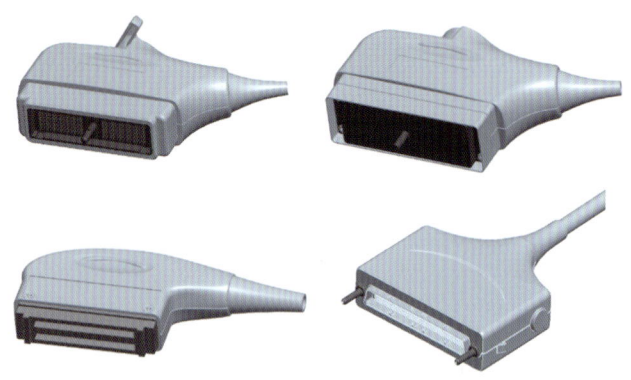

图 2-6　探头连接器的逐步小型化样式

超声探头的发展趋势决定了连接器的变化。随着超声设备朝着专业化、小型化的方向发展，超声探头的发展也越来越小型化与精密化。

五、超声探头的类型

超声探头种类多，形式各异，对其分类的方法也有多种。例如，可按晶元数量、探头外形、扫描方式、收发方式、收发中心频率、临床应用部位等进行分类。同一种探头，根据不同分类方式对应不同的名称，也可以在一个名称中对应多种特征，如高频线阵浅表探头，表示中心频率在 7.5MHz 以上、用于颈动脉等浅表器官扫查的线性超声探头。本章节主要介绍日常诊断中使用频率较高的超声探头。

（一）线阵探头

线阵探头是指探头与人体接触的部分呈直线型的一类探头，多个阵元沿着直线方向均匀排列成一个扫描阵列。根据临床使用需求，可以把线阵超声探头制作成不同的尺寸并具有不同的工作频率（图 2-7）。

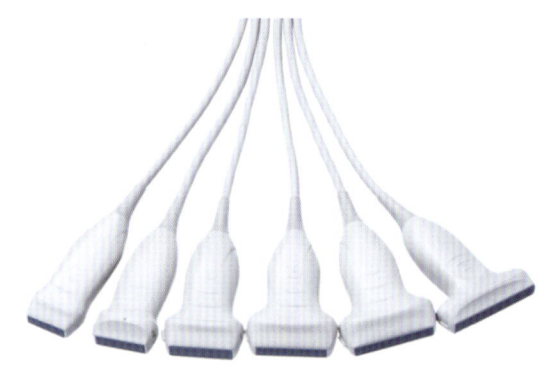

图 2-7　各式线阵探头

1. 线阵探头中心频率在 3.5MHz 左右、扫查视野范围在 100mm 左右在超声诊断系统发展的早期阶段扮演重要角色，主要应用于腹部、妇产科等领域，现在已经被凸阵探头取代。

2. 线阵探头中心频率在 5MHz 左右、探头可视穿透深度在 100mm 左右，主要应用于较深部血管和器官等的检查，根据血管和脏器类型可选用扫查视野范围如 40mm、50mm、64mm 等不同长度的超声探头。

3. 线阵探头中心频率在 7.5～10MHz，是超声诊断系统的主流使用探头，主要应用于浅表器官和血管的扫查，如颈动脉、甲状腺、乳腺等，扫查视野范围可选用 40mm、50mm 或 64mm 等不同长度。

4. 线阵探头中心频率在 15MHz 及以上，是随着新材料和精密加工技术的发展出现的一种超高频线阵探头，主要用于皮肤或者皮下血管的扫查，扫查视野范围一般是 12mm 或 20mm。

（二）凸阵探头

凸阵探头是指探头与人体接触的部分是凸形圆弧形的一类探头，多个阵元沿着圆弧均匀排列成一个扫描阵列。相比于线阵探头，凸阵探头可以拓展远场的图像视野，所以临床应用非常广泛，种类非常多。根据不同的部位诊断需求，可以选取不同的频率和曲率半径（图 2-8）。

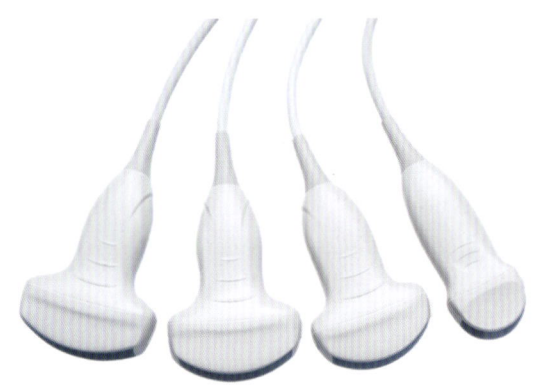

图 2-8　各式凸阵探头

1. 中心频率在 3.5MHz 左右的凸阵探头，这是超声诊断系统的标配探头，可用于成人腹部肝脏、肾脏等器官和妇产科的扫查诊断，其曲率半径可以是 40mm、45mm、50mm、60mm 等。

2. 中心频率在 5～7MHz 的凸阵探头，主要用于浅表脏器、儿科腹部、心脏等领域，根据检查脏器的情况，可选用的探头曲率半径有 10mm、11mm、15mm、20mm、30mm 等。

（三）相控阵探头

相控阵探头从外形上看与线阵探头相同，内部阵元排列方式也相同，呈线性阵列排布。不同点在于两者的超声系统控制方式，线阵探头的多阵元是由每次若干个连续的阵元同时工作，并顺序轮流工作以形成超声扫描图像，相控阵的每个阵元每次都会工作，但每次工作的电激励时间有时差，从而使超声波实现偏转，形成超声扫描图像。相控阵探头主要用于心脏的扫查，与人体接触面积小，能通过人体肋间的缝隙对心脏进行超声扫描，呈现最大 90°的扇形图像，视野宽阔，在临床上应用广泛（图 2-9）。

相控阵探头主要分为低频和高频两种。低频相控阵探头的中心频率一般在 3MHz 左右，主要用于成人心脏的诊断。高频相控阵探头中心频率可以是 5MHz 或 7.5MHz，主要用于婴幼儿心脏或者儿科腹部的扫查。

（四）腔内探头

腔内探头一般指可以通过人体自然腔道进入人体内部进行扫查的超声探头。根据腔道的形状和特征，需要定制适合腔道进入的探头外壳，通常此类探头的形状比较特别（图 2-10）。

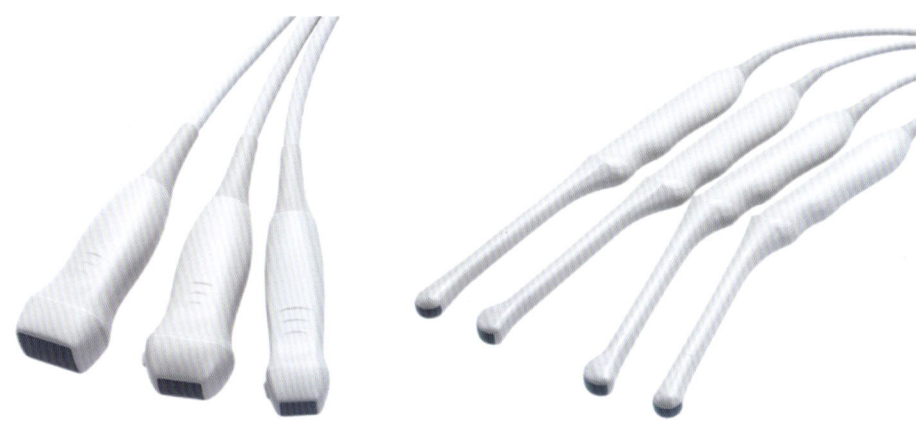

图 2-9　各式相控阵探头　　　　　图 2-10　各式腔内探头

腔内探头包括经阴道探头和经直肠探头。经阴道探头一般选用凸阵探头，曲率半径一般是 9～13mm，中心频率多为 5～7MHz，常用于妇产科的日常检查。经阴道探头通过外壳的长柄结构，可以把超声换能器送到抵近阴道内宫颈和穹隆的位置，比用腹部凸阵探头在体外检查的距离短，且能避开含气器官。因此，可以用中心频率高的超声换能器，图像非常清晰。若配备穿刺支架，还可以实现在超声引导下的穿刺，做到精准、实时、安全。

经直肠探头（图 2-11）和经阴道探头类似，通过人体直肠进入体内扫查，一般有凸阵探头、线阵探头或者集成凸阵线阵的双平面探头。这种探头用于扫查直肠周围的器官，如前列腺、膀胱等。双平面探头是在探头的顶部处放置一个类似经阴道探头的凸阵超声换能器，在长度方向上与凸阵换能器连接的是线阵换能器，一般中心频率是 6～8MHz、扫描范围是 50～65mm，可以同时显示两个方向上的超声切面图像，扩大了成像视野，为超声诊断和超声精准穿刺提供了极大的便利。

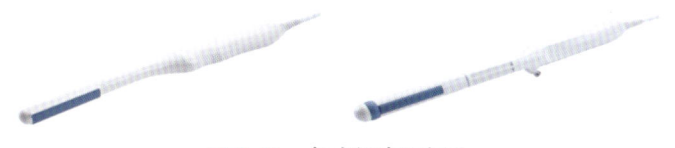

图 2-11　各式经直肠探头

（五）内镜探头

内镜探头包含光学镜和超声探头两种成像探头（图2-12），超声探头通常安装在内镜的顶部，经由消化道进入胃等脏器，中心频率在8～10MHz，因为超声探头是对靠近胃等脏器的黏膜进行扫查，扫查深度较浅，因此可以使用高频超声探头，来得到高分辨率的超声剖面图像。

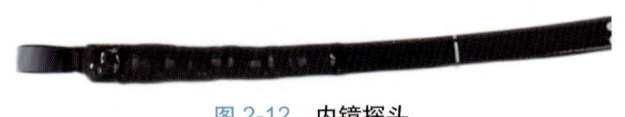

图 2-12　内镜探头

（六）术中探头

顾名思义，术中探头是指在手术过程中使用的超声探头（图2-13）。该探头推动了术中超声技术的迅速发展，目前这种技术已广泛应用于肝、胆、胰、肾手术，神经外科手术，心脏手术和妇产科手术等领域。术中探头一般都使用高频超声换能器，其工作频率为5～10MHz。

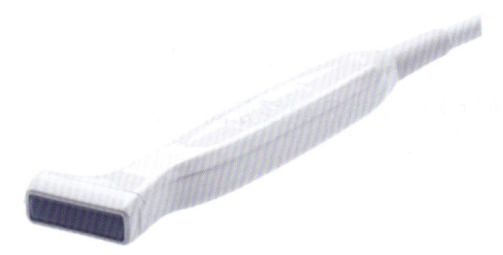

图 2-13　术中探头

六、超声探头的注意事项

1. 对工作环境和储存的要求：应在干燥、清洁、通风等环境下使用和保存。

2. 探头在每次使用后应用软纸擦去超声耦合剂。每天使用完毕后，需注意清洁和消毒，不同的探头对消毒灭菌有不同要求，比如术中探头和穿刺探头，应当按照操作规程进行严格消毒。

3. 探头是易损易碎部件，使用中应避免外力冲击或跌摔；在插拔超声探头时，探头插头和机器插座要对准后再缓慢、柔和地进行对插，避免用力过大或者操作不当，损坏探头插头和机器插座。

4. 不允许过分拉扯、弯曲和扭动电缆及电缆两头的护套，不允许用手术刀等尖锐器具破坏电缆线及护套。电缆线一旦损坏，就会产生安全问题。

5. 避免接触有机溶剂和对探头有害的液体，否则会导致探头开裂破损。

6. 使用前必须进行检查，检查探头外壳和声透镜是否存在破损、碰伤和变质等问题，若发现电缆线和外壳破损，都应停止使用。

7. 应当保护好透镜，透镜一旦破损，耦合剂就容易进入探头，损坏换能器。

8. 不允许对探头高温消毒，非水密探头不能浸水使用。

9. 超声探头的使用寿命一般是 1.5～5 年，与使用频率、使用方法和环境、维护保养等有很大关系。当出现图像质量变差、探头外观损坏等问题时，应及时维修或者更换。

七、超声探头的常见故障和维护保养

超声探头是超声成像系统的重要组成部分，它相当于超声设备的眼睛，对超声诊断图像有极其重要的影响。长期使用超声探头，会逐渐出现各种故障，下面举例说明使用过程中超声探头部分常见的故障、产生的原因和建议采取的措施。

（一）故障一：图像衰减和信号缺失

此故障最大的特征是探头从外观上看是完整的，但超声图像质量变差。

原因：超声探头的压电材料的参数随着时间推移和环境温度的变化而变化，这种现象叫作老化。压电材料经常受电脉冲激烈产生超声波，是一个缓慢老化的过程，日积月累，压电材料的参数会下降，导致超声图像的灵敏度变低、穿透力变差，出现图像模糊或者缺失阵元数的情况。

解决措施：更换超声换能器，或者更换全新的超声探头。

（二）故障二：声透镜起泡

医师使用超声探头过程中会在患者身上涂抹耦合剂，因为做成声透镜材料的硅橡胶从微观上看是一个多孔结构，耦合剂会通过声透镜进入超声探头内部，再加上声透镜经常在人体皮肤上摩擦，可能导致声透镜与匹配层分离，形成隆起的气泡状（图 2-14）。有的医院使用非推荐的消毒方法，尤其是浸泡消毒，也会导致此种故障。

解决措施：日常工作中要注重探头的维护保养，探头使用完毕要及时用医用酒精清理耦合剂。如果出现此种现象，最佳的措施是更换超声换能器。

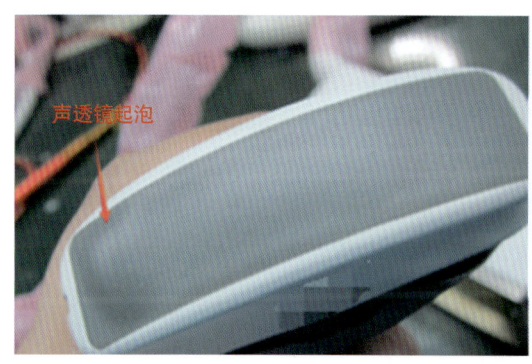 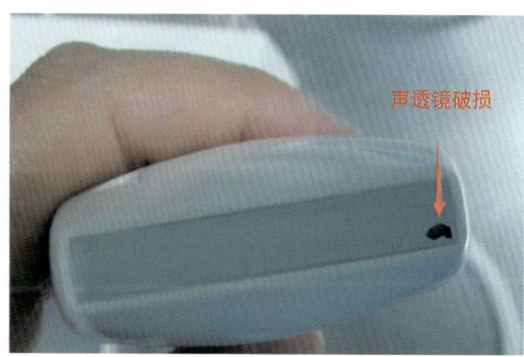

图 2-14　声透镜损坏的案例

（三）故障三：外壳开裂

日常使用过程中，超声探头若受到撞击，或者对超声探头消毒方法不当，外壳可能会开裂出现缝隙（图 2-15）。

解决措施：外壳开裂不会影响探头的使用，但是探头内部的导电部分存在接触人体的风险，存在安全隐患，且耦合剂、医用酒精等容易通过缝隙进入内部，会加速超声探头的老化。所以一旦发现外壳开裂，应当及时更换外壳。

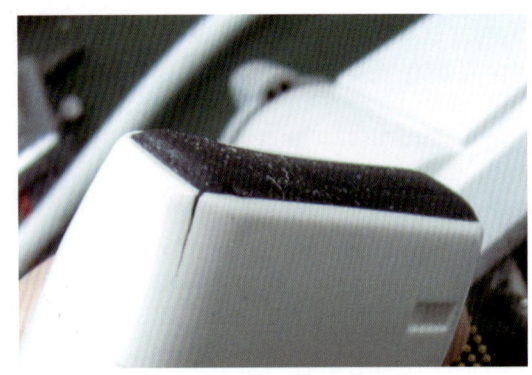

图 2-15 外壳破损的案例

（四）故障四：电缆线或者护套破损

通过模拟医师的使用习惯发现，从外壳出来的电缆线部分会随着医师手部的移动而持续摆动，加在其上的护套是为了减缓这种摆动对电缆线的影响。摆动相当于疲劳测试，日积月累，电缆线外皮或者护套可能会破损开裂（图 2-16）。

解决措施：护套或者电缆线破损不会影响使用，但是裸露在外的导电部分会接触人体，有严重安全风险。电缆线或者护套破损后，电缆线内部的屏蔽和导线没有防护，更容易断裂破损，导致图像出现干扰或缺失阵元。所以应当及时更换护套或者电缆线。

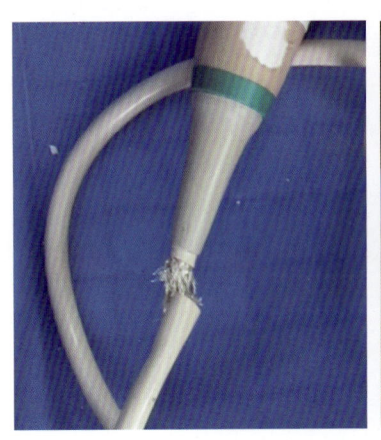 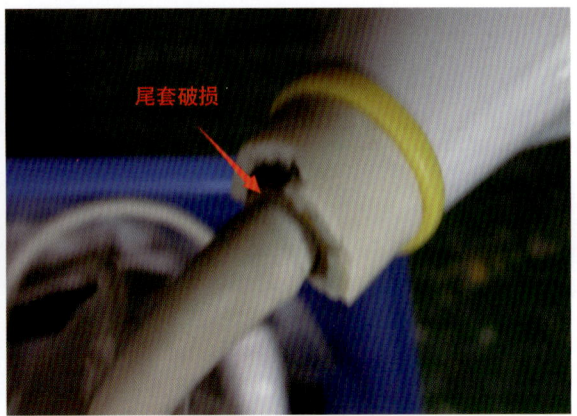

图 2-16 线缆和护套破损的案例

（陈　林　曹义雄　刘　鑫　刘西耀　胡盼盼　周　秘）

参 考 文 献

冯若，1999. 超声手册 [M]. 南京：南京大学出版社.
何为，王平，罗晓华，2014. 数字超声成像原理和架构体系设计 [M]. 北京：科学出版社.
李月卿，2002. 医学影像成像原理 [M]. 北京：人民卫生出版社.
林书玉，2004. 超声换能器的原理及设计 [M]. 北京：科学出版社.
伍于添，2008. 超声医学基础与临床应用指南 [M]. 北京：科学技术文献出版社.
周永昌，郭万学，2006. 超声医学 [M]. 5 版. 北京：科学技术文献出版社.

第 3 章

多普勒超声基础导论

一、多普勒效应

多普勒效应（Doppler effect）是奥地利物理学家克里斯琴·多普勒（Christian Doppler）在 1842 年首先发现的。同时期一位荷兰科学家试图证明多普勒的理论是错误的，于是他雇用了一辆货车和两个喇叭手，其中一个喇叭手站在火车里，另一个喇叭手站在轨道旁，通过观察者比较行驶中火车上的喇叭手吹出的音调和静止的喇叭手吹出的音调变化，来证明运动会改变声波频率（图 3-1）。结果原本为了证明多普勒理论是错误的实验，意外成了最著名的证明多普勒理论是正确的经典实验。

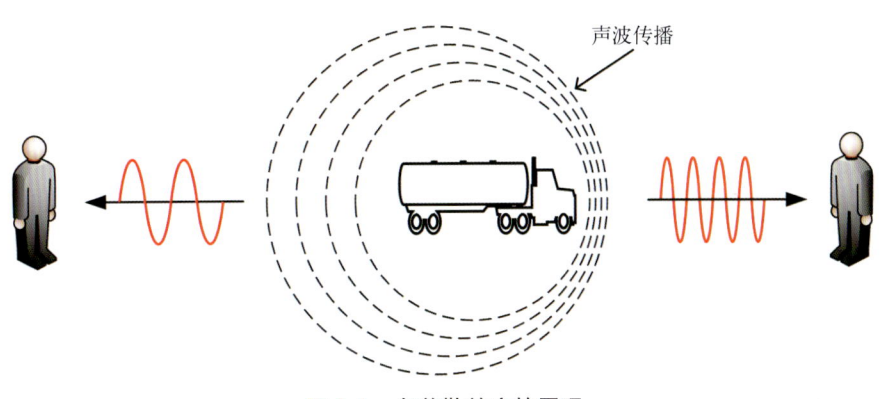

图 3-1 多普勒效应的原理

在血管超声的检查中，多普勒效应的应用，可以说是革命性与奠基性的技术突破。多普勒效应可以很好地反映血流运动的状态。这是因为，血液中流动着大量的红细胞团，这些运动的红细胞团反射回来的声波，就会因多普勒效应而发生频率的改变（图 3-2）。

$$f_{shift} = f_r - f_t = \frac{2vf_t\cos\theta}{c}$$

其中，f_{shift} 就是多普勒的频移（frequency shift），f_r 是接收频率，f_t 是发射频率，θ 是多普勒角度（也称入射角，后文会详细介绍），c 是声波在组织中传播的速度，一般使用 1540m/s。

v（velocity）就是血管中血流运动的速度，也是我们最关注的，它是由速度值（speed）与运动方向（direction）组成的矢量。

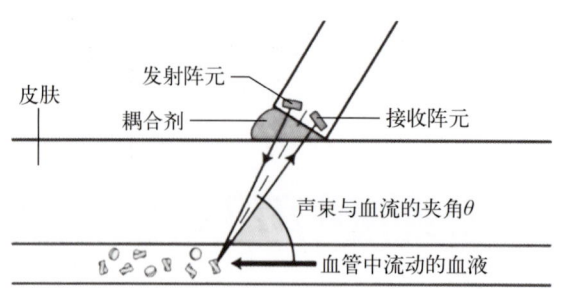

图 3-2 脉冲多普勒在遇到运动的血液时会发生接收频率相较于发射频率的偏移

二、血管超声多普勒效应的应用

当超声的探头可以准确地提取到超声的发射频率与接收频率时，系统只要明确多普勒角度 θ，就可以准确地知道某个时刻血流的运动速度：

$$v = \frac{(f_r - f_t)c}{2f_t\cos\theta}$$

因为发射频率 f_t、多普勒角度 θ、声速 c，在超声单次使用中是固定的，因此可以简化常量 $\frac{c}{2f_t\cos\theta}$ 为 α。此时速度计算的公式就变得比较简化：

$$v = \alpha(f_r - f_t)$$

根据多普勒效应的原理，血流的运动会造成接收频率 f_r 的变化，从而反映速度的改变（图 3-3）。此时，定义 $f_r = f_t$ 为基线速度（baseline），即速度为零的时刻，$f_r > f_t$ 为正向速度，$f_r < f_t$ 为负向速度，就可以获得这一时刻的速度分布图谱，称为频谱（spectrum）。

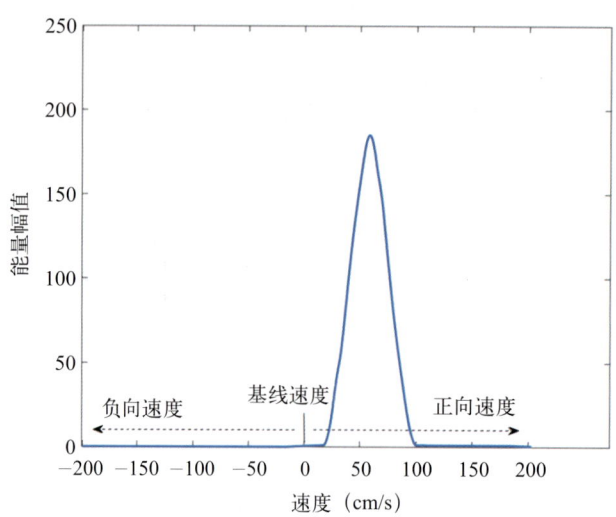

图 3-3 速度能量图谱，表达某一时刻相较于基线的接收频率偏移，可以反映速度的变化

通过在时间轴上累计绘制各时刻的速度频谱，就可以得到随时间推移的二维多普勒频谱（Doppler spectrum）。横轴表示时间的变化，单位是秒，纵轴表示速度的变化，单位是 cm/s，基线（baseline）是血流速度为零的位置（图 3-4）。

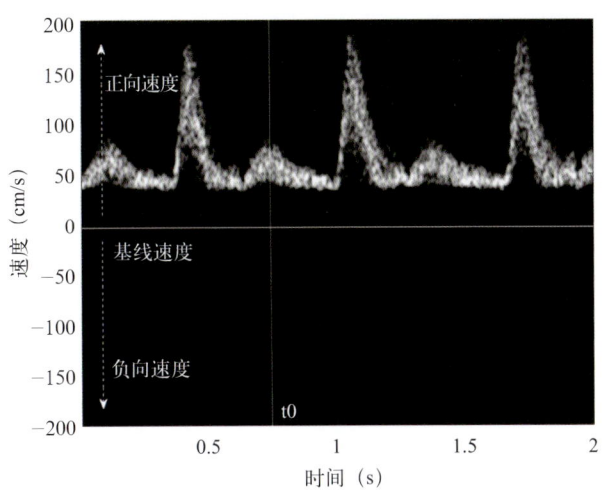

图 3-4　二维多普勒频谱

将某一个时刻频谱在时间上累计可以获得二维频谱，横轴表示时间，纵轴表示速度，幅值使用亮度表达，t_0 时刻的频谱如图 3-3 所示

三、多普勒参数

多普勒效应能够用于成像的关键，是产生准确的多普勒频移 f_{shift}，即接收频率与发射频率的差异。因此，为了获得准确的多普勒频移，需要明确理解几个关键的参数概念。在脉冲多普勒模式（pulse wave Doppler mode）中，首先明确采样容积（sample volume），也常被称作采样门（sampling gate）。采样容积的宽度被形象地描述为一个"门"的概念，只有"门"内的血流速度才会被系统观察到，"门"内的血流通常会被平均成速度成分。因此，过大的采样容积，会让速度成分的空间分辨率下降，因此一般推荐采样容积的大小不宜超过血管直径的 1/3（除去一些流量测量的特殊情况）。多普勒角度是声束方向（即声波入射方向，direction of sound beam）与血流运动方向形成的夹角，因为超声系统无法主动感知血流的运动方向，因此需要通过修正角度（angle correction），也常被称为偏转角度（steer angle），来实现血流运动方向的指示。因此，每次使用 PW 模式，都需要操作者将修正角度调整为与血管管壁方向保持水平，从而告知系统血流运动的方向（图 3-5）。

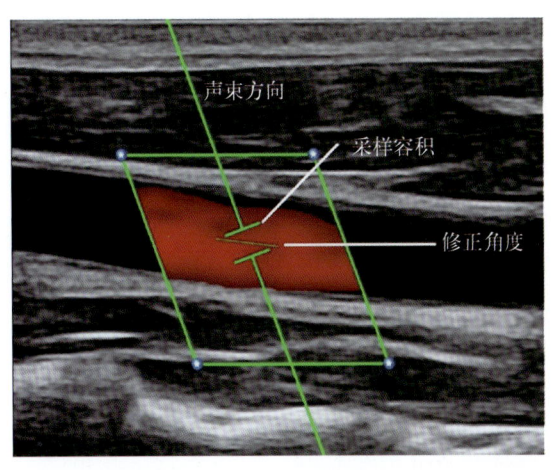

图 3-5　多普勒调节参数，声束方向、采样容积、修正角度的调节缺一不可

四、多普勒角度

多普勒角度 θ，是一个容易被忽视但又极其重要的内容。首先，多普勒角度是声束方向与血流运动方向形成的夹角，血流运动方向是通过修正角度告知超声系统的。多普勒角度与多普勒的测量误差有着紧密的关系。多普勒角度越小，速度测量的准确率越高。但是，多普勒角度往往存在生理解剖结构的限制，因此操作者应当尽可能地让角度小于60°（图3-6），如果超过60°，系统常常会有一个叹号作为提醒。实操层面，操作者应当在长轴血管切面，尽可能调大声束方向的偏转，使得声束方向与血流运动方向形成更小的夹角，同时正确调节修正角度，使其保持和血管管壁方向（即血流运动方向）平行。

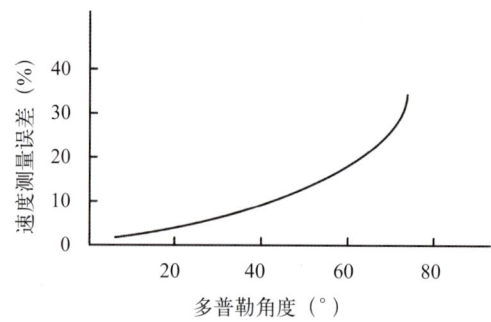

图 3-6　多普勒角度和测量误差的关系

多普勒角度引发的测量速度误差呈现指数增长，保持小于60°的多普勒角度是测量结果准确的关键

五、多普勒测量

多普勒常见的测量参数如图 3-7 所示。

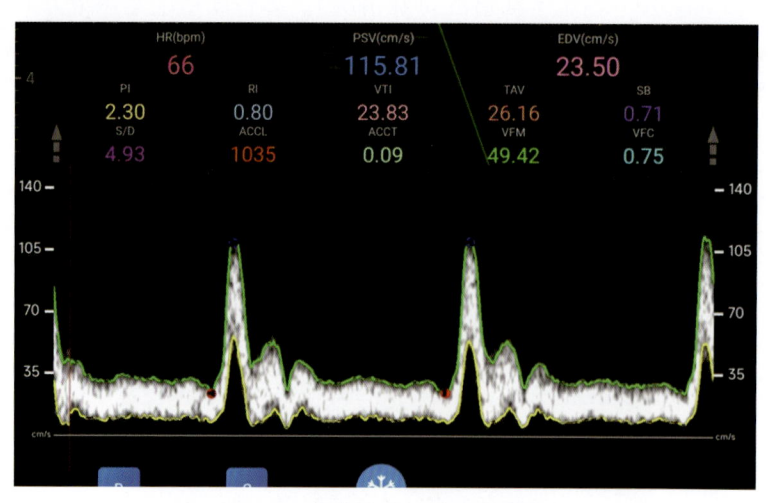

图 3-7　多普勒常规的测量参数

图中蓝色点是心脏收缩期峰值速度点，红色点是舒张末期峰值速度点，绿线为峰值速度线，黄线为谷值速度线，绿线与黄线之间的距离就是频谱宽度

(一)心率

多普勒可以测量心率(heart rate,HR),单位是次/分(beats per minute,bpm),是指心脏每分钟跳动的次数。例如,一个人的心率为60次/分,意味着其心脏每分钟跳动60次。在正常安静状态下,成年人的心率一般在60~100次/分。运动员由于长期锻炼,其安静时的心率可能会低于60次/分。而在剧烈运动或情绪激动时,心率会显著增加,可能超过100次/分;异常的心率或不稳定的心率,都预示存在疾病的可能性。

(二)收缩期峰值速度

收缩期峰值速度(peak systolic velocity,PSV)是心脏收缩期产生的峰值速度,单位cm/s,绝对值因人而异,但不同位置的PSV比值有较高的临床价值。例如,在血管斑块的近心端与远心端的比值,称之为血流狭窄比,是重要的评估血管狭窄的指标。其次,过高或过低的PSV都预示着血管疾病存在的可能,如PSV > 120cm/s,可能预示着血管狭窄,PSV < 50cm/s可能预示着血管黏弹性的下降或心脏搏动力的不足。

(三)舒张末期速度

舒张末期速度(end diastolic velocity,EDV)是心脏舒张末期产生的峰值速度,单位cm/s,绝对值因人而异。目前,EDV的绝对值尚无法直接反映某种疾病存在的可能性。但是它与PSV等其他指标可以结合判断,具有较高的临床价值。

(四)收缩舒张比

收缩舒张比(PSV/EDV,S/D)是典型的导出测量,是由PSV除以EDV获得,属于比值属性,没有单位。S/D可以很好地反映血流波动的情况,当血管黏弹性下降或心脏搏动力不足时,S/D往往会大幅下降(小于1.5),成人的颈动脉S/D值通常在1.5~4.0。当S/D值明显升高时,可能提示颈动脉存在狭窄或动脉粥样硬化等病变的可能。

(五)搏动指数

搏动指数(pulsatility index,PI)在血管超声检查中是一个重要的参数。一般来说,不同部位的血管搏动指数的常规范围有所不同。例如,在颈动脉中,正常的搏动指数范围通常在0.7~1.3。但需要注意的是,这个范围可能会因个体差异、测量方法以及设备的不同而有所变化。对于颅内动脉,如大脑中动脉,搏动指数的正常范围在0.6~1.0。对于肾动脉,正常搏动指数范围通常在0.55~1.0。在评估血管情况时,搏动指数的异常可能提示多种疾病。比如,搏动指数增高可能与血管狭窄、动脉硬化等有关;搏动指数降低则可能提示血管扩张、动静脉瘘等。

(六)阻力指数

阻力指数(resistance index,RI)反映了血管远端的阻力情况。颈动脉阻力指数范围通常在0.55~0.75。当阻力指数小于0.55时,可能提示颈动脉存在异常扩张、动静脉瘘或远端血管阻力显著降低等情况。比如,某些先天性血管畸形可能导致这种低值。

当阻力指数大于0.75时,往往意味着血管远端阻力增加,可能与颈动脉粥样硬化狭窄、血管痉挛、栓塞等有关。例如,颈动脉粥样硬化斑块形成导致管腔狭窄时,血流阻力会增大,阻力指数相应升高。

当因动脉粥样硬化狭窄导致阻力指数升高时,通常阻力指数可能在0.75以上,但具体数值会因狭窄程度、病变位置以及个体差异等因素而有所不同。如果狭窄程度较轻,阻力指数可能只是略高于 0.75；随着狭窄程度加重，阻力指数可能会进一步升高，甚至可接近或超过 0.9。但一般情况下，很少会超过 1.0。

（七）速度时间积分

速度时间积分（velocity time integral，VTI）的单位是 cm，其表达的物理含义是在一段时间内物体移动的距离。VTI 越高，预示着血流流动过的距离越远。VTI 的正常范围大致在 10～30cm。例如，在健康的年轻成年人中，颈动脉的 VTI 在 20cm 左右。VTI 过低，可能预示着血供不足的情况，VTI 过高，则预示着血管存在狭窄的可能性。

（八）时间平均速度

时间平均速度（time average velocity，TAV）的单位是 cm/s，其表达了一个心动周期内的血流平均速度水平。对于颈动脉，TAV 的正常范围通常在 50～80cm/s。例如，对于一个健康的成年人，其颈总动脉的 TAV 在 60cm/s 左右。过高的 TAV 预示着可能存在血管狭窄，过低的 TAV 可能预示着存在心脏搏动力不足的情况。

（九）频宽宽度

频宽宽度（spectral broadening，SB）是一项有效评价血流运动方向一致性的重要参数。血流的运动方向，粗略可以分为三种情况，即层流（图 3-8A）、紊流（图 3-8B）、湍流（图 3-8C）。血流的运动方向，从均匀一致变得杂乱无章，甚至发生反向速度的过程，用频谱宽度可以很好地进行评价。因此，较高的 SB 值预示着存在动脉粥样硬化的可能性；较低的 SB 值表示血流运动的方向集中且均匀。

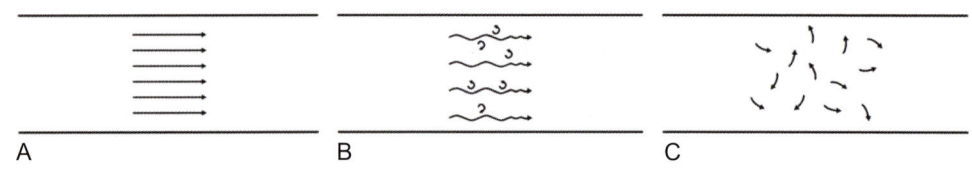

图 3-8　典型的血流运动特征
A. 层流；B. 紊流；C. 湍流

（十）加速度与加速时间

血流加速度（ACCL）的计算涉及从上一个舒张期到下一个收缩期的状态变化，加速时间（ACCT）越短，加速度越高，预示着心脏搏动力与血管黏弹性越好。相反，加速时间越长，加速度越低，预示着存在心脏搏动力不足或血管的黏弹性下降的风险。

（十一）血流量

血流的流量有两种计算方式，一种是每分钟的血流流量（volume flow per minute，VFC），另一种是每周期血流流量（volume flow per cycle，VFC），流量值越高，预示着血供越充足；流量值越低，预示着存在供血不足的风险。成年男性的颈动脉血供，一般在 400～600ml/min。需要注意的是，测量血流流量时，应当将取样容积调整至血管直径大小，否则测量的血流流量会明显偏低。

（尹立雪　张文军　袁丽君　刘西耀　张　艺　邢长洋）

参 考 文 献

曹铁生, 段云友, 2014. 多普勒超声诊断学 [M]. 2 版. 北京: 人民卫生出版社.
何文, 2007. 颈动脉彩色多普勒超声与临床 [M]. 北京: 科学技术文献出版社.
焦明德, 1997. 临床多普勒超声学 [M]. 北京: 北京医科大学中国协和医科大学联合出版社.
李建初, 1999. 血管和浅表器官彩色多普勒超声诊断学 [M]. 北京: 北京医科大学中国协和医科大学联合出版社.
王金锐, 勇强, 2010. 实用血管疾病超声诊断学 [M]. 北京: 科学技术文献出版社.

第4章

彩色血流成像导论

一、二维多普勒超声成像

超声的彩色血流成像，称为 C 模式成像（color mode），这是一种将血流运动信息通过彩色表达叠加到二维超声成像上的成像模式（图 4-1）。这种模式在血管超声检查中尤其重要。这是因为彩色血流成像，较少受到声学伪像的干扰，能够更加准确地表达血流通过血管的状态，血管是否存在狭窄，血流是否存在阻塞等。因此，彩色血流成像尽管并不是一种精准量化的超声技术，但是通过彩色血流成像模式，对血管检查可以转变到多普勒原理的维度，可以观察到更多具有临床诊断指导意义的有效信息。

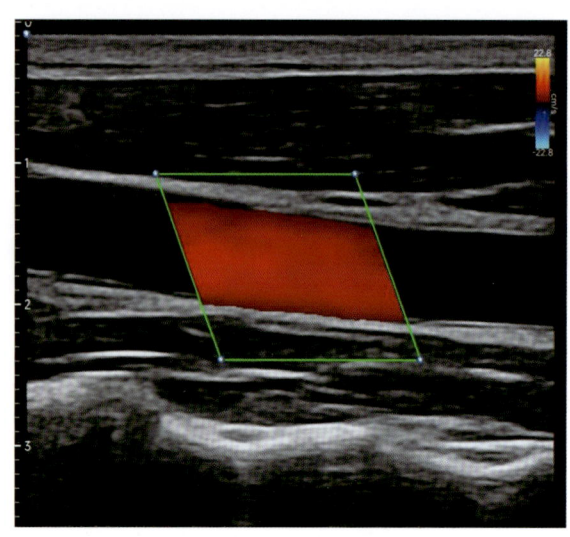

图 4-1 彩色血流模式

如图 4-1 所示，延伸第 2 章多普勒超声基础导论，可以获得具体采样容积内的血流速度情况，通过不断重复这个过程，可以产生多条采样扫描线，就可以获得一个区域的血流速度的分布情况（图 4-2）。这个二维的血流区域专业的名词是血流感兴趣区域（region of interest，ROI），过大的 ROI 会影响超声二维成像的帧率，因此使用适当的 ROI 大小，放置在合适的血管区域，是比较恰当的操作方式。

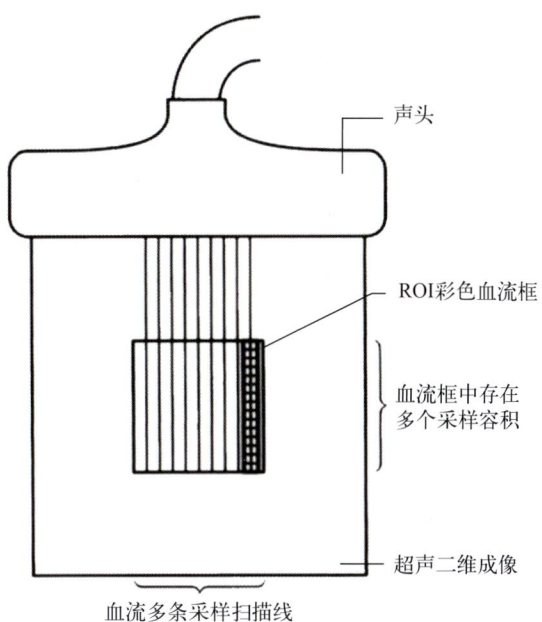

图 4-2 彩色血流成像的基本原理

二、颜色的含义

在实际使用中,彩色血流成像常常使用两种区分度较大的颜色进行表达,典型的是红色与蓝色。这里给很多初学者的误解是,红色代表动脉血,蓝色代表静脉血,这其实是误解了彩色多普勒血流成像的原理(图 4-3、图 4-4)。

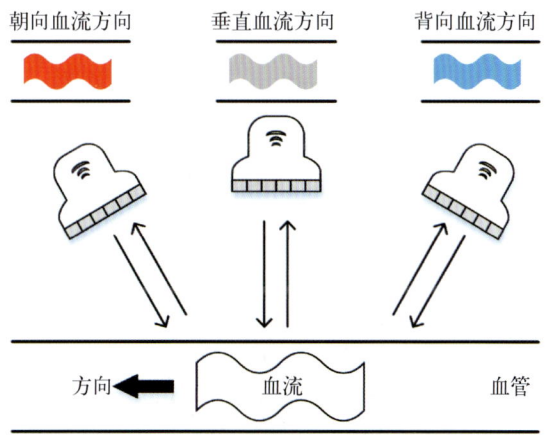

图 4-3 彩色多普勒血流成像的原理

朝向探头运动,接收频率升高,用红色表示;背向探头运动,接收频率下降,用蓝色表示

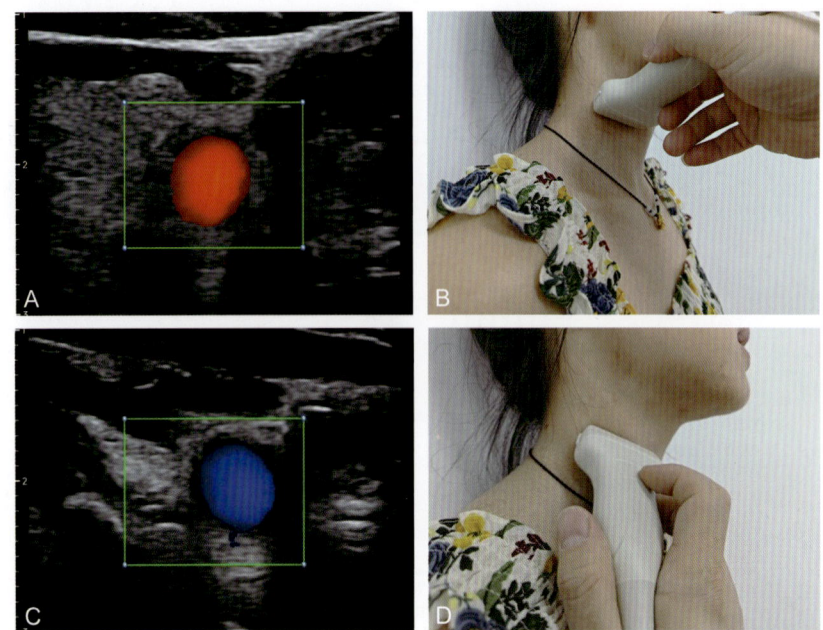

图 4-4　彩色血流成像和手法

血流朝向探头运动的颈动脉（A），血流用红色表达，手法如 B 图所示；血流背向探头运动的颈动脉（C），血流用蓝色表达，手法如 D 图所示

三、彩色的编码

正如第 2 章对多普勒原理的介绍，多普勒超声可以直接获得血流运动的速度信息（包括速度值与速度方向）。如何表达速度呢？在二维彩色成像模式中，采取一种彩色编码（color map）的方式进行表达，即血流速度绝对值越大，使用亮度更高的颜色进行表达，相同运动方向的血流使用连续过渡的色系进行表达，相反则使用差异较大的对比色进行表达（典型的选择就是红色与蓝色）（图 4-5）。

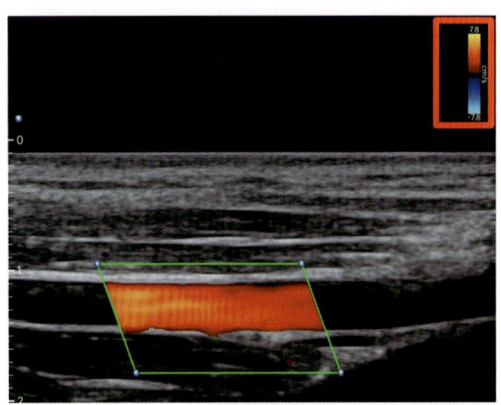

图 4-5　速度标尺

血流速度的绝对值越大，使用越明亮的颜色表达，速度的方向使用蓝色与红色进行区分，速度标尺的数值表示当前可以测量到的最大速度范围

四、ROI 的角度

在第 2 章对多普勒角度的介绍中，可以了解到多普勒效应对正确的角度高度依赖，血流速度估计的准确性很大程度上受到多普勒角度的影响。同理，彩色血流模式中，声束入射的方向与 ROI 的偏转角度一致，在动脉血管长轴的扫查中，操作者应当选择与血流运动方向（血管平行走向）成锐角的 ROI 角度，以获得正确的血流速度评估彩色图像。错误的 ROI 偏转角度会导致长轴血流的错误表达，从而干扰到正常的血流图像诊断（图 4-6）。在实际操作过程中，应当尽可能地减小 ROI 偏转角度与血管形成的多普勒角度，通常可以采取俯仰角调节的手法来实现。

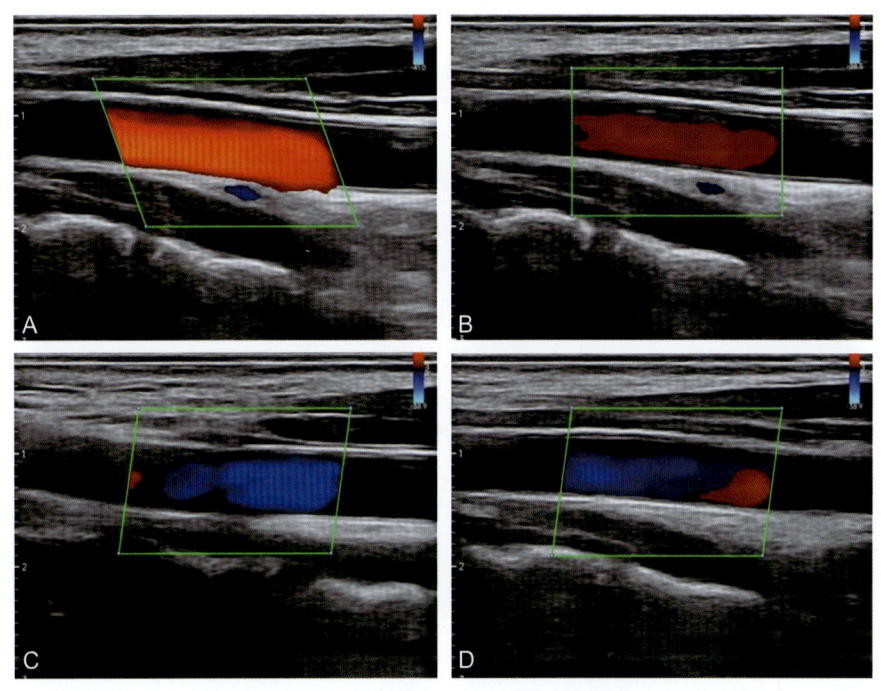

图 4-6　ROI 角度对血流成像的影响

A. 正确的 ROI 偏转角度；B. 不恰当的 ROI 偏转角度；C、D. 错误的 ROI 偏转角度，导致血流方向错误翻转表达的情况出现，容易误判存在血管狭窄的风险

此外，在血管短轴的扫查中，应当保持 ROI 偏转角度为零度，即声束垂直入射，但同时应当采取钟摆扫查手法以产生多普勒角度，这样可以获得良好的血流图像表现（图 4-7）。

五、血流混叠伪像

事实上，血流也一样会产生"伪像"。区别于 B 模式超声的伪像特征，C 模式最常见的就是混叠伪像。混叠伪像会较为严重地干扰到血流信息的判断，经常被误判为由于动脉血管狭窄而引发的血流湍流现象（即血流运动方向较为混乱的情况）。混叠伪像，特征主要表现为蓝色与红色的血流混叠在一起，呈现出花色多彩血流的样式（图 4-8）。这种混叠

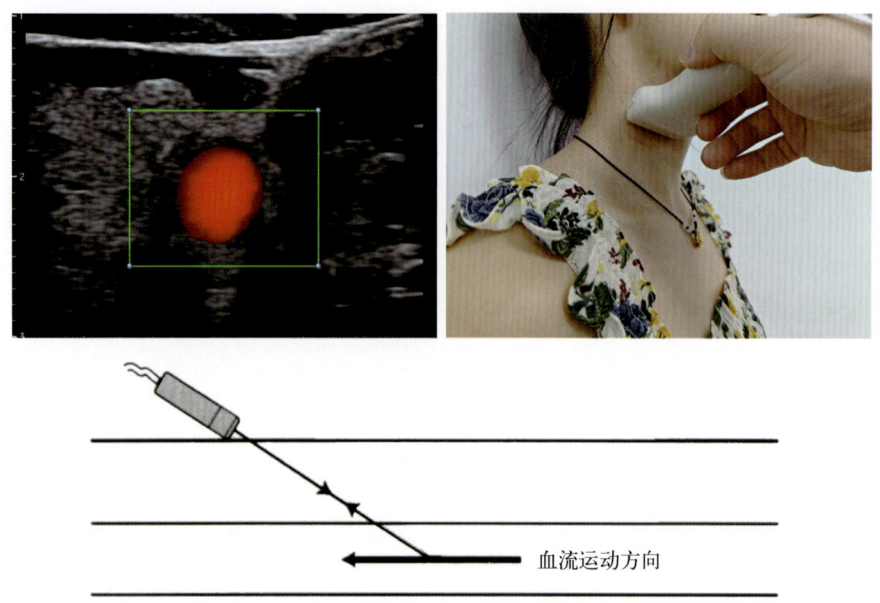

图 4-7　短轴扫查动脉血管时，应当采取钟摆扫查手法，形成多普勒夹角

伪像的本质原因是血流运动的绝对速度值超过了当前多普勒评估的最大量程，导致原本被评估为正向运动的红色血流，溢出翻转后被错误地评估为蓝色血流。

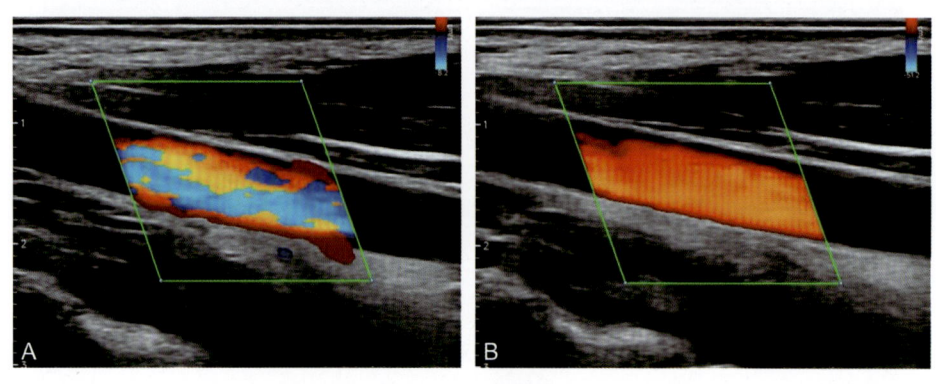

图 4-8　混叠伪像

A. 较低 PRF 条件下的颈动脉血流表现；B. 正常 PRF 条件下的颈动脉血流表现。PRF 过高将导致低速血流的探测灵敏度下降，注意选择合适的 PRF 使用条件

　　通过调整血流多普勒评估的最大量程，即可有效缓解混叠伪像的发生。可以调整的血流参数为脉冲重复频率（pulse repetition frequency，PRF），通过调高 PRF（也有描述为血流速度标尺范围：scale），可以获得更大的血流速度评估量程，从而缓解混叠伪像对血流图像观察的干扰。

　　然而，过大的 PRF 也存在副作用，即降低对低速血流的捕捉敏感程度。这是因为较高的 PRF 对应着较短的采样时间，低速的血流需要更长的采样时间，才能被超声系统所捕捉，这如同运动慢的物体，需要多观察一段时间，才能辨别其运动的规律一样。因此，对于低速的血流运动，如静脉血流的观测，应当降低 PRF 的水平；而对于颈动脉等高速运动的血流观察，应当提高 PRF 水平（图 4-9）。对于存在颈动脉狭窄而引发血流翻转的情况，更需要合适调整 PRF，避免混叠伪像的干扰。

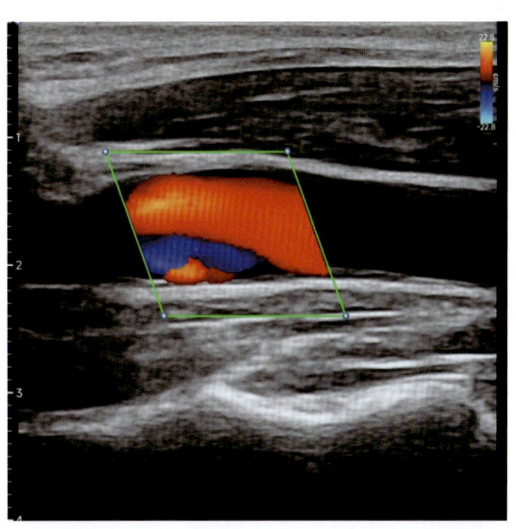

图 4-9　颈动脉窦部，血流发生翻转而不是混叠伪像的典型案例

混叠伪像不仅出现在彩色血流二维成像模式中，也同样会出现在 PW 频谱模式中。因此，出现速度翻转的混叠现象时，应适当提高 PRF 参数，以获得更加准确的血流频谱图像（图 4-10）。

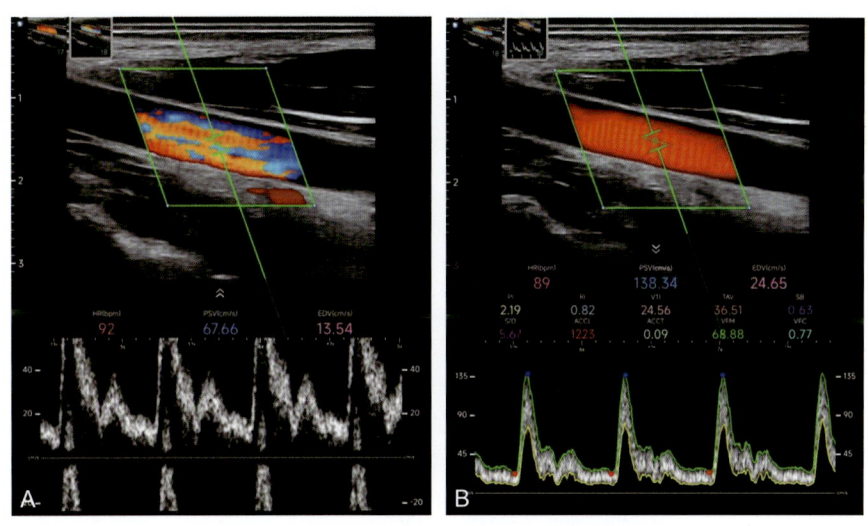

图 4-10　PRF 参数对彩色血流成像的影响

A. PRF 过低时发生混叠的血流频谱，可以观察到高速的峰值已经移至负向速度区域；B. 恰当的 PRF 得到的血流频谱，速度测量更加准确

六、造影成像模式

彩色血流成像对血流的探查能力高于二维超声成像（B模式成像），对于很多直径小于1.0mm的血管，二维超声很难探查，但是彩色血流成像具有较好的探查灵敏度。然而，彩色血流成像的空间分辨力并不高于二维超声成像模式，通过伪彩血流来测量血管的直径并不准确，这导致彩色血流成像在微细血管的表达上存在局限（例如，利用彩色血流成像评价颈动脉斑块的狭窄度是不准确的方式）。尽管近年来超分辨力血流成像技术取得了诸多进展，但是由于存在如PRF等的限制，导致同时观测低速和高速血流存在系统限制。

为了更好地、准确地提升血流运动的空间分辨力水平，超声造影成像技术应运而生。这是一种先进的医学成像技术，其成像原理如下：通常所采用的造影剂是含有微泡的制剂，这些微泡具有良好的声学特性，可以提供更加丰富的散射信号。当造影剂被注入人体后，会随着血液循环进入颈动脉，在超声的作用下，微泡会产生强烈的散射信号，由于正常组织和病变组织的血流灌注情况不同，微泡在其中的分布和浓度也会有所差异。正常的颈动脉血管内皮完整，血流灌注均匀，而存在病变的部位，如斑块形成处，血管内皮受损，新生血管形成，微泡的分布和聚集会出现异常。此时，通过造影成像，可以清晰地观察到斑块的边界、内部的血液灌注情况，甚至是新生微血管等特性，这都为判断动脉粥样硬化斑块的稳定性提供了有效的影像佐证（图4-11）。

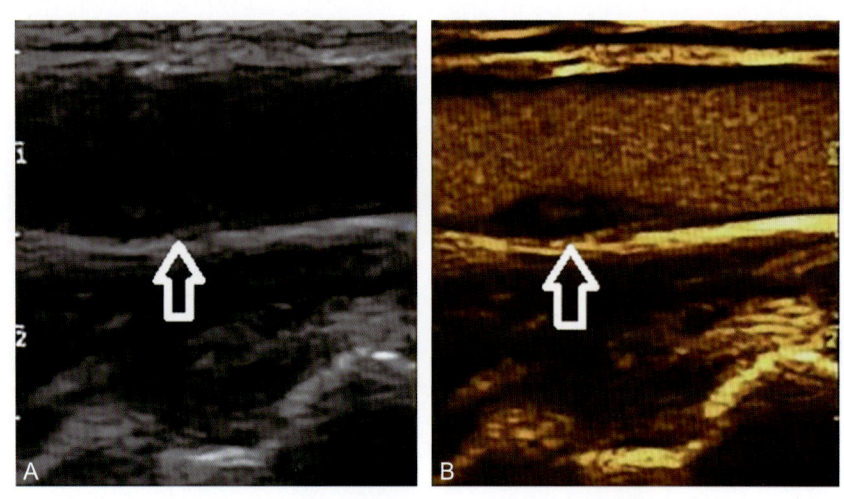

图4-11　颈动脉斑块的二维成像和造影成像
A.颈动脉斑块的超声二维成像；B.造影成像模式，可以更加清晰地观察到斑块的形态

目前，对于颈动脉狭窄的诊断，造影成像技术是仅次于CT血管成像（CTA）的精准成像技术，可以更准确地评估狭窄的程度和位置。在斑块的评估方面，能够区分斑块的稳定性，判断是否存在易破裂的风险等。但向人体注射造影剂，会造成一定的不耐受的不良反应，典型的症状如过敏反应（皮肤瘙痒、红疹）、胃肠道反应（如呕吐、腹痛）、神经系统反应（头痛、意识模糊）等。

总之，颈动脉超声造影成像通过造影剂和超声成像技术的结合，为颈动脉疾病的诊断和评估提供了更准确、更详细的信息。

（周　秘　刘　鑫　谭　静　王　珊　王　佳　李俏颖）

参 考 文 献

焦明德, 1997. 临床多普勒超声学 [M]. 北京：北京医科大学中国协和医科大学联合出版社.
唐杰, 温朝阳, 2007. 腹部和外周血管彩色多普勒诊断学 [M]. 3 版. 北京：人民卫生出版社.
王炼, 1996. 临床彩色多普勒超声诊断 [M]. 北京：航空工业出版社.
徐智章, 张爱宏, 2002. 外周血管超声彩色血流成像 [M]. 北京：人民卫生出版社.
张潞熙, 2004. 彩色多普勒技术 [M]. 北京：科学技术文献出版社.

第 5 章

血管超声基础导论

一、血液

血液作为人体循环系统的重要载体,对于人体有着至关重要的作用。

(一)血液负责运输营养物质到全身器官

血液将从消化系统吸收的营养物质,如葡萄糖、氨基酸、脂肪酸等,运输到身体的各个细胞和组织,为它们提供能量和构建材料。例如,肌肉细胞需要葡萄糖来产生能量进行收缩,脑细胞依赖葡萄糖来维持正常的功能。

血液中存在一种重要的物质叫作胆固醇,它是人体细胞膜的重要组成成分,能够维持细胞膜的稳定性和流动性,使细胞能够正常发挥功能。例如,神经细胞的细胞膜需要适当的胆固醇来保障神经信号的传导。

胆固醇一般分为三种类型。

(1)低密度脂蛋白胆固醇(LDL-C):通常被称为"坏胆固醇"。当血液中 LDL-C 水平过高时,会增加动脉粥样硬化斑块的形成风险,增加心血管疾病的发病风险。长期处于高 LDL-C 水平可能导致冠状动脉粥样硬化,引发冠心病。

(2)高密度脂蛋白胆固醇(HDL-C):常被称为"好胆固醇"。它能够将胆固醇从外周组织转运到肝脏进行代谢,有助于减少胆固醇在血管壁的沉积,对心血管系统具有保护作用。

(3)极低密度脂蛋白胆固醇(VLDL-C):VLDL-C 主要负责运输内源性三酰甘油,其代谢产物也会对胆固醇水平产生影响。

(二)血液负责输送氧气到全身器官

红细胞中的血红蛋白与吸入的氧气结合,通过血液循环将氧气输送到全身的细胞。没有足够的氧气供应,细胞的代谢和功能就会受到严重影响。像心脏这样高强度工作的器官,对氧气的需求尤为显著。

(三)血液负责带走人体代谢废物

细胞代谢产生的二氧化碳、尿素、尿酸等废物,通过血液被运输到排泄器官,如肺(排出二氧化碳)和肾(排出尿素、尿酸等),以维持细胞内环境的稳定。

(四)血液负责传递激素控制人体的内分泌系统

内分泌系统分泌的各种激素,如胰岛素、甲状腺素等,依靠血液运输到相应的靶细胞或靶器官,调节生理功能。例如,胰岛素通过血液传递到肌肉和脂肪细胞,促进葡萄糖的摄取和利用。

（五）血液负责维持体温平衡

血液的流动有助于热量在体内的分布，调节体温。当身体局部过热时，血流增加可以带走多余的热量；在寒冷环境中，流向体表的血流会减少，以减少热量散失。

（六）血液负责全身免疫防御

白细胞在血液循环中，能够识别和消灭入侵的病原体，发挥免疫防御功能。当身体受到感染时，白细胞会迅速聚集到感染部位进行战斗。

二、血管

人体血管主要分为动脉、静脉和毛细血管三大类。

（一）动脉

动脉是将血液从心脏输送到身体各部位的血管（图5-1）。动脉壁较厚，具有较强的弹性和收缩能力，以承受心脏泵出血液时的压力。例如，主动脉是人体最大的动脉，它将富含氧气和营养物质的血液输送到全身。

动脉的黏弹性与粥样硬化状态，直接影响到人体的健康，最常见的动脉疾病就是动脉粥样硬化斑块形成。

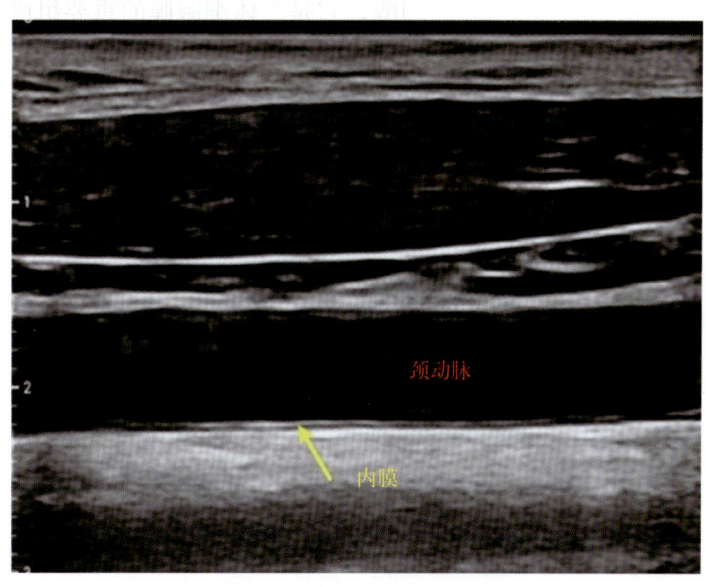

图 5-1 颈动脉与动脉内膜

（二）静脉

静脉则是将血液从身体各部位送回心脏的血管。与动脉相比，静脉壁相对较薄，弹性较小，但管腔内有瓣膜，可防止血液倒流（图5-2）。常见的静脉有颈静脉、腔静脉、股静脉、腘静脉、肱静脉等。静脉有着维持体温、存储血液的重要作用。

静脉曲张是常见的静脉疾病，通常发生在下肢浅静脉，如大隐静脉、小隐静脉，其主要是由于静脉瓣膜功能不全，血液回流受阻，导致静脉扩张、纡曲。

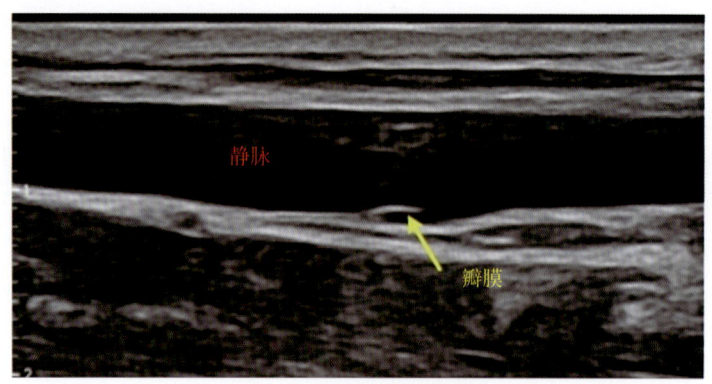

图 5-2　静脉与静脉瓣膜

（三）毛细血管

毛细血管是连接动脉和静脉的微小血管，是血液和组织细胞进行物质交换的场所。毛细血管壁非常薄，只有一层内皮细胞，通透性强，有利于物质的交换。

毛细血管疾病，典型的如糖尿病引发的微血管病变，糖尿病患者长期血糖控制不佳时，容易损害毛细血管，影响微循环，常见于视网膜、肾脏等部位，导致视网膜病变、糖尿病肾病等。

三、血管壁

血管壁结构可以简单地划分为三层结构，即内膜、中膜和外膜（图 5-3）。

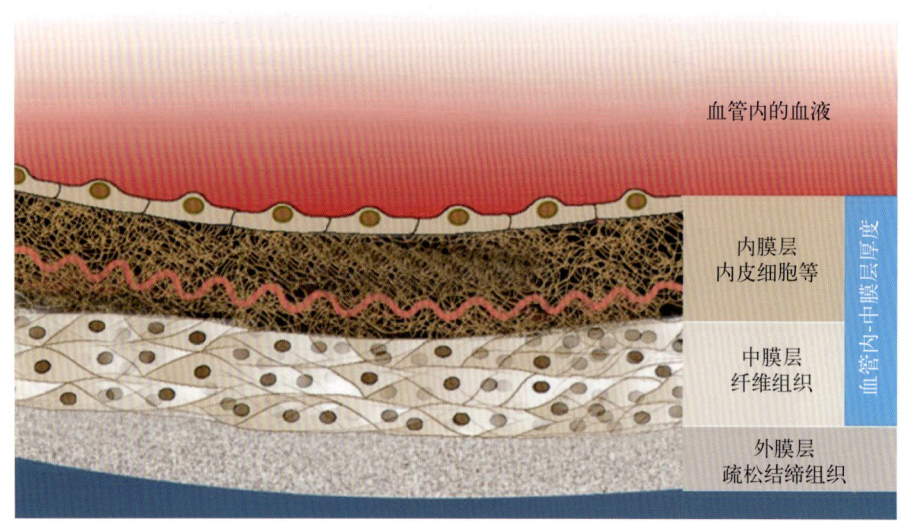

图 5-3　血管壁的组成

（一）内膜

内膜（tunica intima）也称为内皮，是由单层扁平上皮细胞组成的，内膜直接接触血液，长时间受到血液的冲刷，因此内膜表面光滑，利于血液流动，并具有抗凝和促凝的平衡调节作用。例如，内皮细胞可以分泌一些物质来防止血液凝固，同时在受伤时又能迅速启动凝血机制。

内皮下层：为薄层疏松结缔组织，含少量胶原纤维、弹性纤维和少许平滑肌纤维。

内膜炎症破损是斑块形成的原因之一，因为长时间的血液冲击，加上炎症导致内皮细胞受损，产生间隙，使得小分子低密度脂蛋白胆固醇可以渗透进入中膜层，从而引发后续的斑块形成过程。因此，动脉血管容易受到血流冲击的部位，往往就是动脉粥样硬化斑块的易发部位，典型的如颈动脉分叉处等。

（二）中膜

因血管类型不同，中膜（tunica media）厚度和组成成分有所差异，主要由平滑肌纤维、弹性纤维和胶原纤维构成。例如，大动脉以弹性纤维为主，具有良好的弹性，能够缓冲心脏射血时产生的压力波动；中动脉的平滑肌纤维相对较多，能通过平滑肌的收缩和舒张调节血管管径，从而调节器官的血流量。

因此，在评估是否存在动脉粥样硬化病变时，标准的测量就是血管的内中膜厚度（intima-media thickness，IMT），中膜-外膜面到内膜-管腔面的距离（图5-4）。

因此准确的动脉粥样硬化斑块定义为：局限性内膜增厚高于周围 IMT 的 50%，或 IMT ≥ 1.5mm。

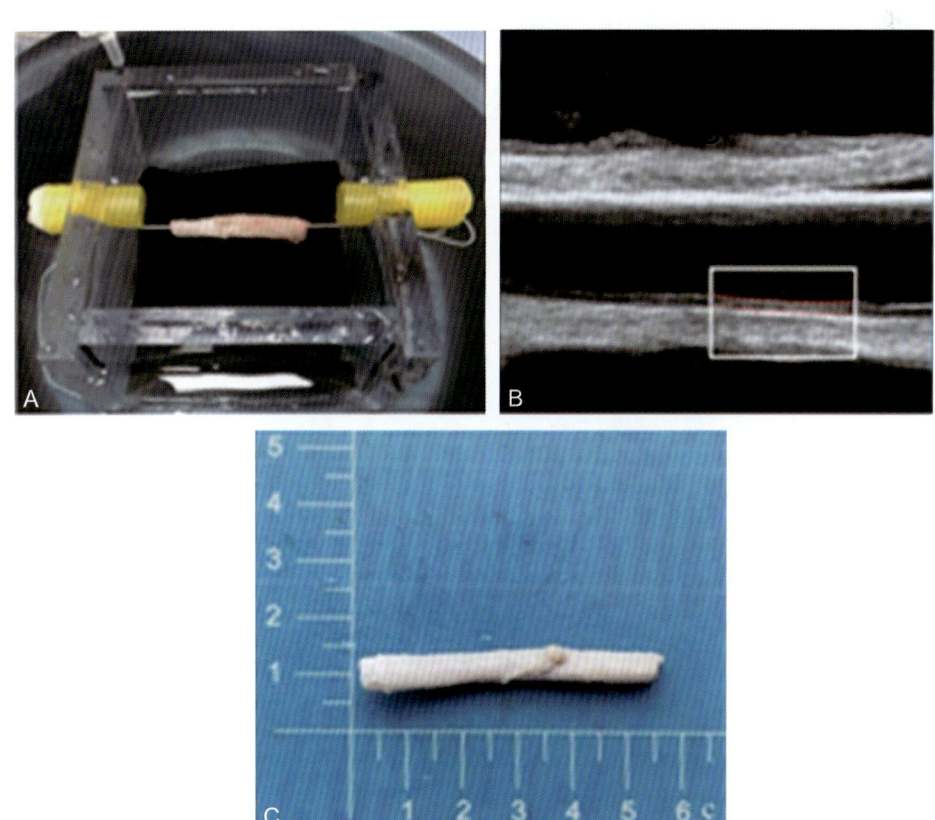

图 5-4　超声评估血管内中膜

A. 解剖动脉血管；B. 超声测量的内中膜厚度；C. 解剖血管的实际尺寸

（三）外膜

外膜（tunica adventitia）由疏松结缔组织组成，其中含有的胶原纤维和弹性纤维呈纵向排列。较大的血管外膜中还有营养血管、淋巴管和神经。

四、血流的运动

血流在血管中持续流动，由心脏的搏动产生血压，将血液泵至全身脏器，为全身的器官提供养分，运载废料，实现新陈代谢的循环（图 5-5）。因为心脏产生的动脉压主要施加在动脉血管中，因此动脉血流呈现搏动特征，即有明确的收缩期与舒张期的速度差别。健康成年人动脉压分为收缩压（高压，通常在 90～139mmHg）和舒张压（低压，通常在 60～89mmHg）。因此，当动脉血压超过 140/90mmHg 时，临床上诊断为高血压疾病。高血压会增加动脉血管受到进一步的机械损伤的风险，是造成出血性脑卒中等疾病的重要诱因。因此，动脉粥样硬化斑块发病于动脉血管，尤其在心脏，是冠心病、心肌梗死的重要诱因。

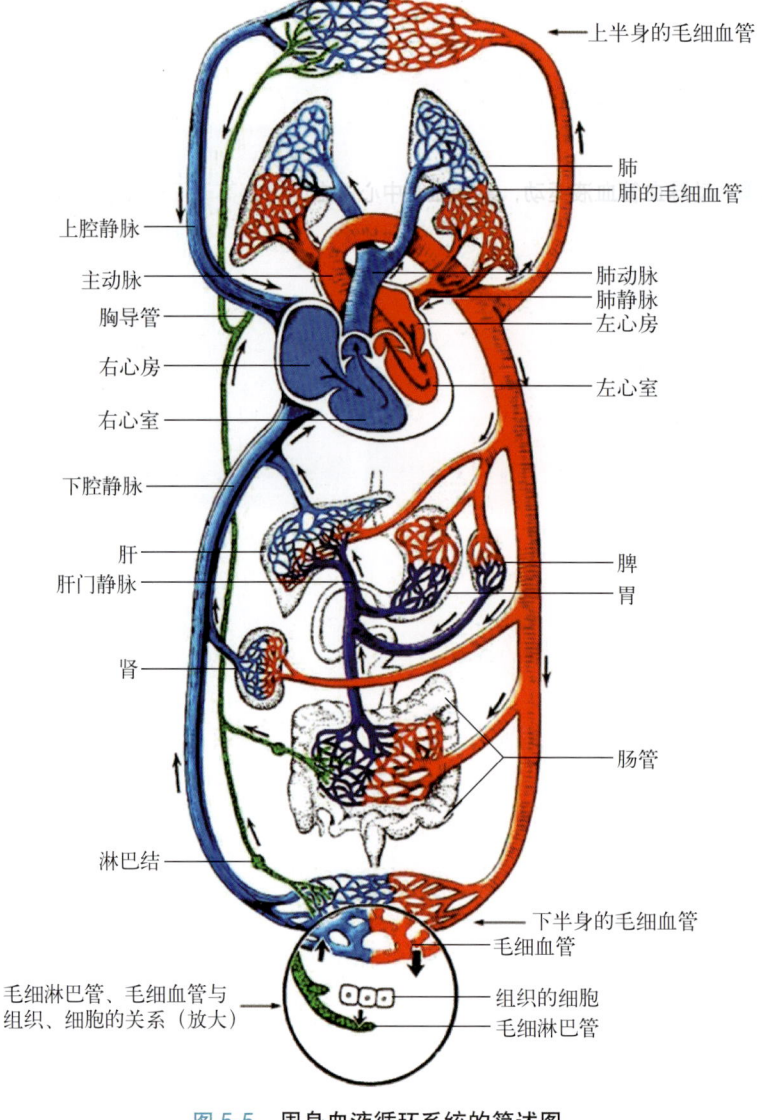

图 5-5　周身血液循环系统的简述图

相较于搏动特征明显的动脉，静脉则处于相对低压的水平，中心静脉压一般在 4～12mmHg，血流速度为恒流表现，无舒张期和收缩期的血流速度运动差异。因此，区分动静脉较为简单的方式，就是在探头表面进行施压动作，会发生明显形变的就是静脉，不发生形变的就是动脉。但是对深层血管，还需要借助脉冲多普勒频谱模式，通过观察是否存在搏动征，来准确判断是否是动脉血管。

就像在十字路口，车辆易造成拥堵的现象一样，在血管的分叉处，容易因为流体运动的方向变化而产生血流运动方式的改变，造成血管分叉处非常复杂的流体力学改变。通俗讲，如果是在笔直的血管中，血液流动的速度方向基本一致，这种血流的运动称为层流运动，但由于血管内皮的黏滞性特点，往往血管中心的血流速度会高于邻近血管壁的血流速度（图 5-6）。

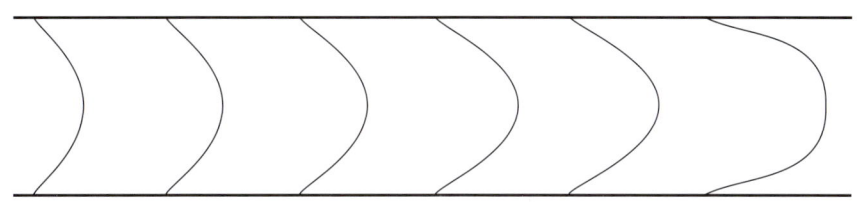

图 5-6 动脉血管血液运动，靠近血管中心的血流速度高于靠近血管壁的血液速度

当层流运动的血流遇到血管分叉位置，因为血流的速度方向发生了改变，血流运动的冲量会在分叉对侧产生积累，这种冲量甚至会导致血流速度的翻转，从而产生血流湍流运动（原地旋转的现象）。此时，血管壁内皮层将受到较为严重的机械损伤。例如，颈内动脉（ICA）起始段后壁发生了湍流的现象（图 5-7），更易形成动脉粥样硬化斑块（图 5-8）。

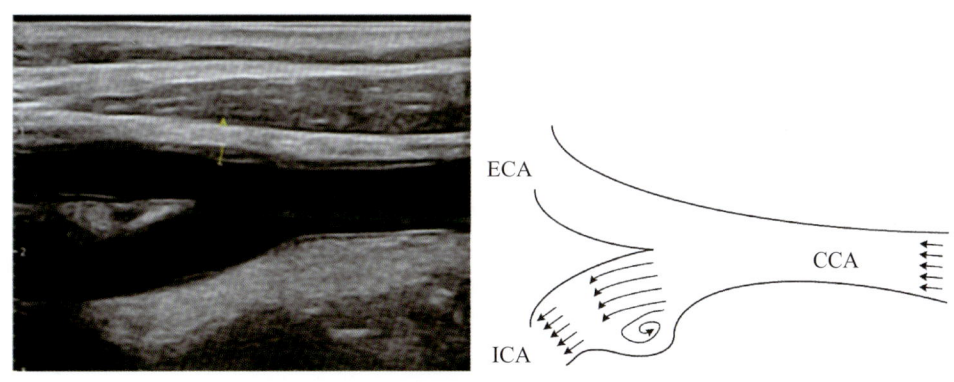

图 5-7 颈动脉分叉处血流运动特征

在颈内动脉（ICA）后壁受到湍流血流影响，易发展为动脉粥样硬化斑块

ECA. 颈外动脉；CCA. 颈总动脉

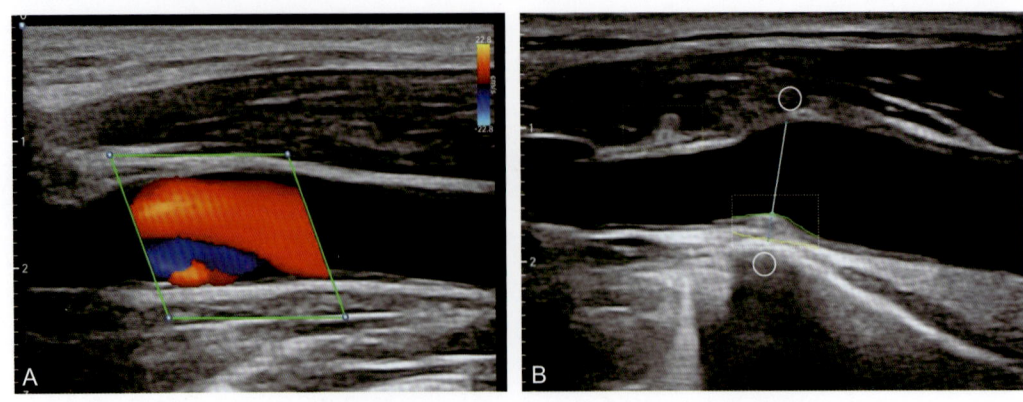

图 5-8　颈动脉窦部发生湍流部位与颈动脉斑块的关系

A. 颈动脉窦部颈内动脉起始段发生湍流的典型案例，血流的方向发生了翻转；B. 颈动脉窦部颈内动脉起始段后壁易发动脉粥样硬化斑块的典型案例

五、血管的狭窄

随着动脉粥样硬化斑块变厚，会造成血管内径不断缩小，从而导致血管狭窄的发生。当血管发生狭窄，会严重影响血流运动的速度与方向，导致血管内皮的机械损伤进一步加剧，炎症加剧，动脉粥样硬化斑块成长速度加快，动脉血管疾病的发展就会进入恶化的快车道（图 5-9）。

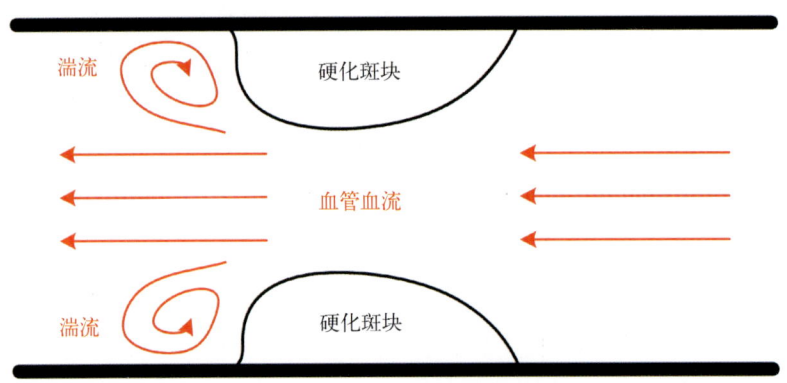

图 5-9　斑块和血流运动的相互作用

血流狭窄会引发血流层流血液运动的改变，湍流血液运动冲击会加剧内膜的冲击与炎症，引发动脉粥样硬化斑块的不稳定与破裂风险

评价血管狭窄的水平，需引入血管狭窄比计算。大部分评估颈动脉直径狭窄率的研究采用的是欧洲颈动脉外科试验法（European carotid surgery trial，ECST）和北美症状性颈动脉内膜切除试验法（North American symptomatic carotid endarterectomy trial，NASCET）（图 5-10）。

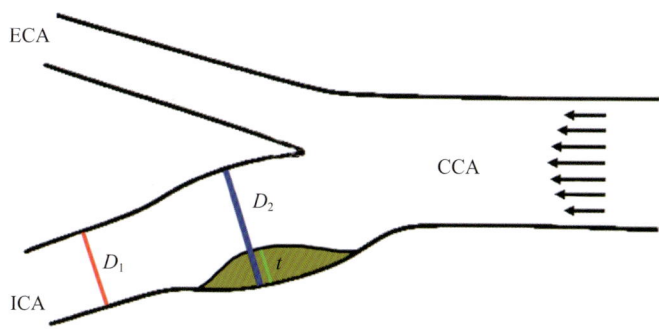

图 5-10 狭窄比计算示意图

t 为斑块厚度，D_2 为斑块所在处血管直径，D_1 为远心端颈内动脉血管直径

其中 ECST 直径狭窄比计算公式为

$$血管直径狭窄比 = \frac{t}{D_2} \times 100\%$$

依照 ECST 测量的直径狭窄比，小于 30% 为轻度狭窄，30%～69% 为中度狭窄，70%～99% 为重度狭窄，100% 为完全闭塞。

NASCET 直径狭窄比计算公式为

$$血管直径狭窄比 = \frac{t}{D_1} \times 100\%$$

依照 NASCET 测量的直径狭窄比，小于 50% 为轻度狭窄，50%～69% 为中度狭窄，70%～99% 为重度狭窄，100% 为完全闭塞。

直径狭窄比测量方式存在测量误差风险，这是因为引发狭窄的关键位置在长轴测量中并不容易被捕捉。使用面积狭窄比测量方法可以获得相对更准确的动脉狭窄水平（图 5-11）。

$$血管面积狭窄比 = \frac{A_1}{A_2} \times 100\%$$

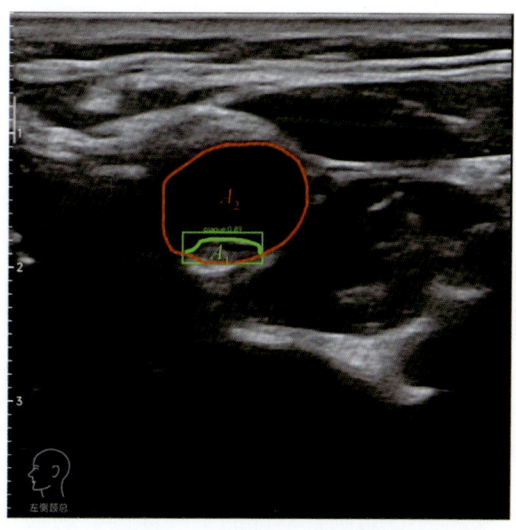

图 5-11 颈动脉短轴切面

绿色曲线为动脉粥样硬化斑块，面积为 A_1；红色区域为颈动脉，面积为 A_2

面积狭窄比与 ECST 直径狭窄比的映射关系为

$$血管直径狭窄比 = \sqrt{血管面积狭窄比}$$

因此，对于 25% 的血管面积狭窄比与 50% 的血管直径狭窄比狭窄情况的表述基本等同。但面积狭窄比属于二维评估方法，相较于一维的血管直径狭窄比，评估更加准确，且可以清晰地确认斑块所在血管的位置与形态，更具临床评估价值。

六、斑块的回声类型

超声组织结构的回声亮度，称为灰阶（gray level）。灰阶不是一成不变的内容（如血管的亮度并不是一个绝对值），而是一个随着频率、增益、动态范围改变而实时改变亮度的表达方式。因此，为了评价回声的类型，首先需要选择一个与之对比的组织结构的亮度作为参照。目前在临床实践中，推荐选择血管内膜作为等回声参考基准。可以将斑块的回声类型分为：

1. 低回声斑块　即斑块回声灰阶亮度明显低于血管内膜亮度。
2. 等回声斑块　即斑块回声灰阶亮度接近血管内膜亮度。
3. 高回声斑块　即斑块回声灰阶亮度明显高于血管内膜亮度。

对于低回声斑块，也有研究将其细分为无回声或极低回声，进行更细节的区分与描述。但回声的表达往往依赖于超声设备系统的灵敏度，因此并不常规推荐更细的回声分类方法。斑块回声的内部均匀程度是一个重要的评价内容，根据是否存在 20% 以上的不一致的回声成分类型，又可以把斑块划分为：

1. 均质斑块　不存在 20% 以上的不一致回声成分。
2. 非均质斑块　存在 20% 以上的不一致回声成分。

非常多的研究表明，以低回声、极低回声为主的非均质斑块多为易损斑块（图 5-12）。

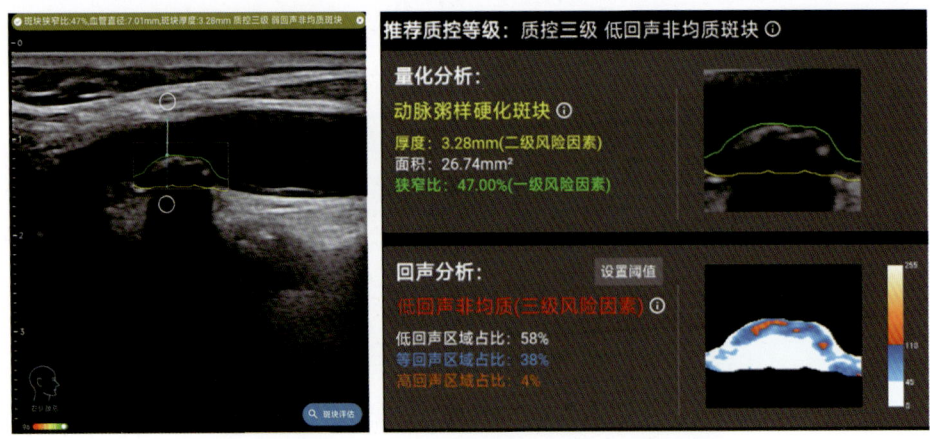

图 5-12　低回声非均质的颈动脉斑块典型类型的描述

七、斑块的易损性分析

动脉斑块的破裂是引发急性心脑血管事件的重要原因，易损性斑块更易引发颈动脉栓塞或闭塞等严重后果。因此，如何判断斑块的易损性，成为临床诊断风险分层的关键要点。

易损斑块可以定义为具有破裂倾向、已发生血栓和（或）进展迅速的危险斑块。有大量研究梳理了易损斑块的特征要素，主要包括：

1. 斑块内出血。
2. 斑块体积 40% 以上富有脂质成分的坏死核心。
3. 斑块的纤维帽纤薄易损。
4. 斑块内有活动性炎症。
5. 斑块内有新生血管。
6. 斑块体积较大。
7. 斑块厚度较厚。
8. 斑块的表面形态异常。

尽管这些风险特征因素都有一定的指向价值，但是从获得准确评估的难易度与经济性来看，存在有较大的差异。临床工作中往往容易忽略经济性与评价难易度对评估普适性的影响，从而产生了应用阻力。例如，通过造影成像模式，可以分析斑块内部的内出血情况、新生血管情况，通过 MRI 可以评价斑块纤维帽的纤薄水平以及斑块体积。但是上述方式并不是经济的评价方法，因此普适性并不高。

超声的价值在于可以更经济、更广泛地在临床实践中发挥较大实用价值。首先，超声可以有效评估斑块的厚度，这是一个非常关键的临床指征，目前对斑块的定义就是以厚度指征来确诊判断。其次，可以观察斑块的表面形态，界定为溃疡斑块，即存在明显凹陷的不完整斑块（图 5-13）；可以界定纤维帽是否破裂，即纤维帽出现明显连续性中断的情况（图 5-14）；可以界定斑块表面是否存在血栓形成或赘生物形成，这些都是斑块易损的高风险判断因素（图 5-15～图 5-17）。及早地发现颈动脉斑块的存在，合理地改善生活习惯与饮食习惯，是有效预防急性心脑血管事件发生的最重要的方式。高危因素的累积，会急剧加速脑卒中等致死致残高风险疾病发作的风险。

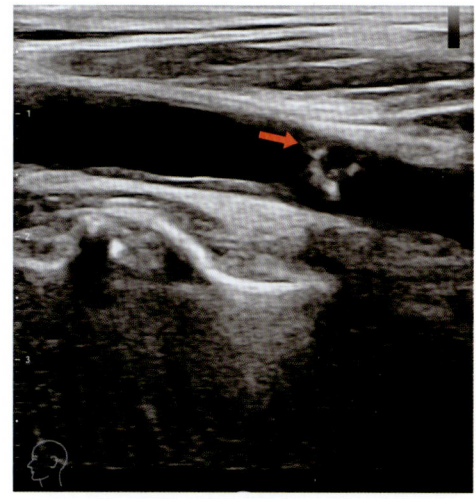

图 5-13　溃疡斑块表面存在赘生物的典型案例

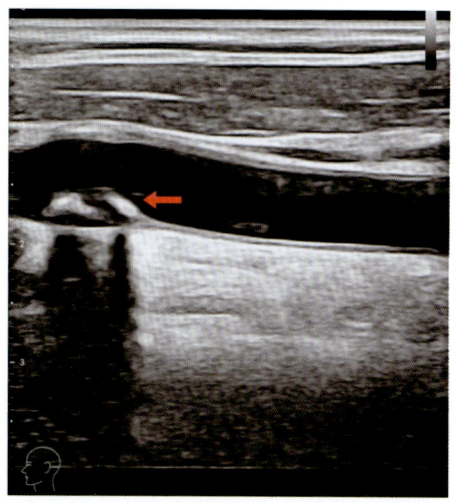

图 5-14　斑块表面存在纤维帽不连续

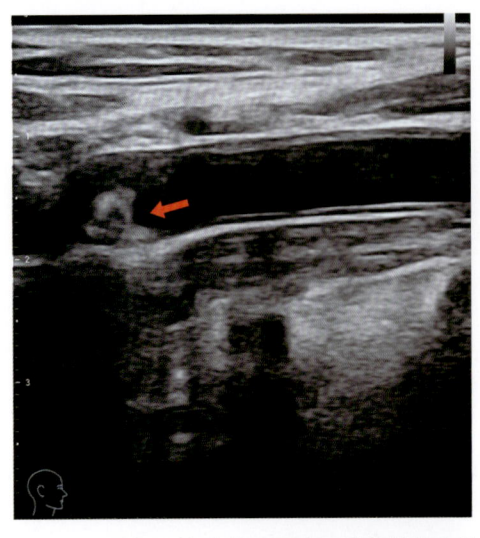
图 5-15　易损斑块形成高风险可脱落性赘生物

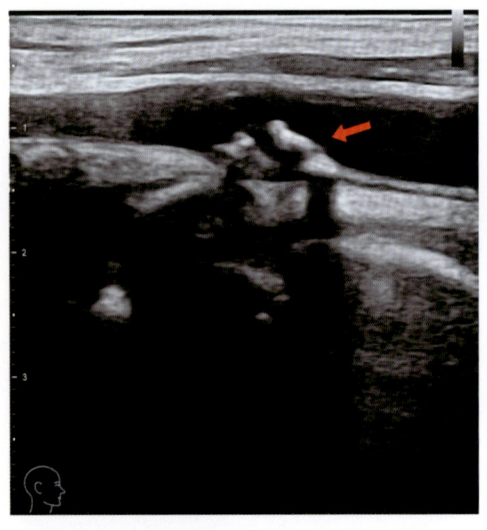
图 5-16　溃疡斑块形成典型的火山症

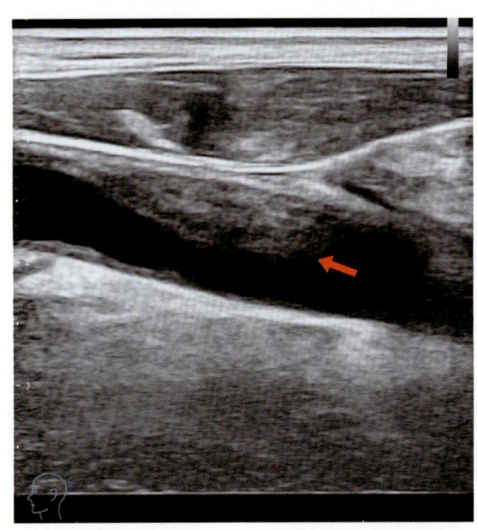
图 5-17　颈动脉血管前壁等低回声、非均质、厚度较大的易损斑块

（张文军　尹立雪　姜文兵　闫景彬　周　秘　周　易）

参 考 文 献

何文 , 唐杰 , 2019. 血管超声诊断学 [M]. 北京：人民卫生出版社 .
华扬 , 2002. 实用颈动脉与颅脑血管超声诊断学 [M]. 北京：科学出版社 .
刘丽文 , 2020. 血管超声：从基础到临床实践 [M]. 北京：科学出版社 .
任卫东 , 唐力 , 2005. 血管超声诊断基础与临床 [M]. 北京：人民军医出版社 .
Ann Marie Kupinski, 2018. 超声诊断学：血管 [M]. 彭玉兰 , 文晓蓉 , 顾鹏 , 译 . 北京：人民卫生出版社 .

第 6 章

目标结构的临床解剖

主动脉弓的凸面自右向左分别发出头臂干、左颈总动脉、左锁骨下动脉。头臂干粗而短,向右上斜行,至右侧胸锁关节的后方,分为右颈总动脉和右锁骨下动脉(图6-1)。

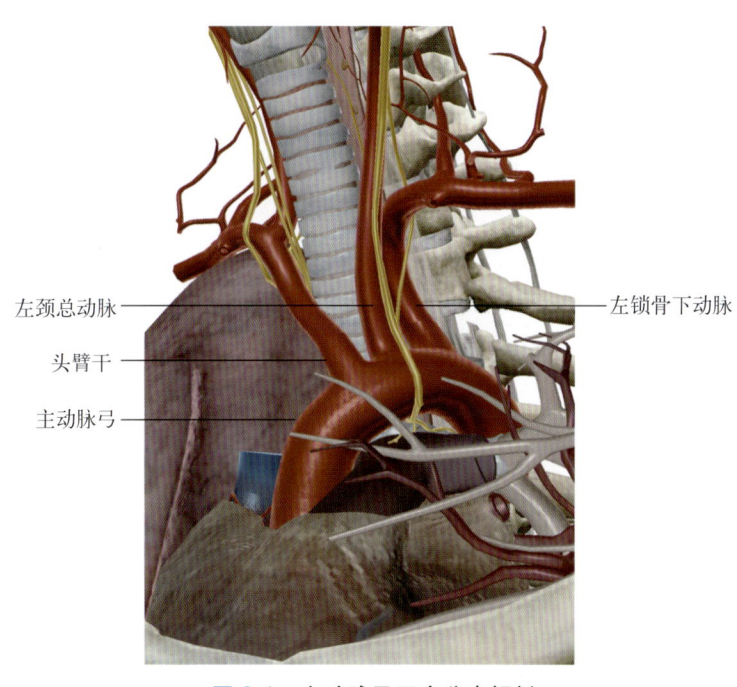

图 6-1　主动脉弓三大分支解剖

一、颈动脉的解剖

颈总动脉(common carotid artery)是颈部动脉的主干,位于身体的左右两侧。这些动脉起源于不同的动脉,但遵循对称的路线。左侧发自主动脉弓,右侧起自头臂干。颈总动脉经胸锁关节后方,沿颈内静脉内面上行,至甲状软骨上缘平面分为颈内动脉和颈外动脉。颈总动脉末端和颈内动脉起始部膨大部分为颈动脉窦(carotid sinus),其内存在压力感受器,当血压升高时,窦壁扩张,刺激压力感受器,反射性地引起末梢血管扩张、心率减慢、血压下降等。颈总动脉分叉处后方,有一椭圆小体,称为颈动脉小球(carotid glomus),内含化学感受器,可感受血中氧分压、二氧化碳分压和氢离子浓度变化。当血液中二氧化碳和氧浓度变化时，可反射性地调节呼吸运动，以保持血液中氧气和二氧化碳含量的平衡。

成年男性和女性的颈总动脉平均直径分别为6.5mm和6.1mm。在大约第4颈椎的水平，颈总动脉分出（文献中的"分叉"）颈内动脉（ICA）和颈外动脉（ECA）。当两个分支向上移动时，颈内动脉走更深（更内部）的路径，最终向上移动到头骨以供应大脑。颈外动脉更靠近表面，并发出许多分支供应颈部和面部。当向后拉胸锁乳突肌时，可以看到动脉包含在称为颈动脉三角的三角形空间中。该空间的后方是胸锁乳突肌，上方是茎突舌骨和二腹肌的后腹，下方是肩胛舌骨的上腹。右颈总动脉可能高于胸锁关节上缘水平；右侧的动脉可能作为主动脉弓的独立分支出现，或与左颈动脉结合。在大多数异常情况下，它出现在头臂干；如果没有那条动脉，两条颈动脉通常由一条主干发出。它很少与左锁骨下动脉连接，除非主动脉弓转位。颈总动脉在其分叉之前通常不发出分支，但偶尔起源于甲状腺上动脉或其喉支、甲状腺下动脉、咽升动脉，或更少见的情况下，还可能起源于椎动脉。颈总动脉常用于测量脉搏，尤其是在休克患者中，并且在身体更多的外周动脉中缺乏可检测到的脉搏时，可通过触诊位于甲状腺软骨上缘水平的胸锁乳突肌前缘深处的动脉来获取脉搏（图6-2），颈动脉壁的内中膜厚度是亚临床动脉粥样硬化的标志。

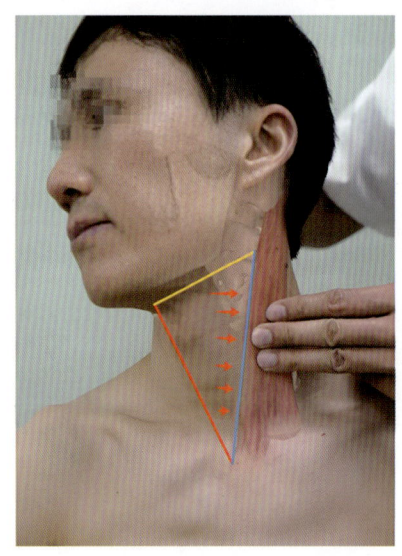

图6-2　胸锁乳突肌前缘体表标志

颈外动脉（external carotid artery）平甲状软骨上缘起自颈总动脉，最初位于颈内动脉前内侧，后经其前方转至外侧。颈外动脉有9个分支：自内侧壁发出咽升动脉及2个终支；向前发出面动脉、甲状腺上动脉、舌动脉；向后发出胸锁乳突肌动脉、耳后动脉和枕动脉（图6-3）。

颈内动脉（internal carotid artery）平甲状软骨上缘起自颈总动脉，最初位于颈外动脉后外侧，继而绕到其后内侧，沿咽侧壁上升至颅底，弯曲上行，沿途主要分支有眼动脉，末端分出大脑前动脉和大脑中动脉、后交通动脉、脉络膜前动脉（图6-3）。

超声检查中，通过二维超声及频谱多普勒超声检查，区分颈内、外动脉就变得容易起来了。我们可以总结为以下5个字："胃镜差普及"。其主要内容如下：

(1) 胃：位置，颈内动脉初在颈外动脉的后外侧，继而转至其后内侧。
(2) 镜：内径，颈内动脉内径大于颈外动脉。
(3) 差：分叉，颈内动脉在颈部无分支，颈外动脉在颈部发出一系列分支。
(4) 普：频谱，颈内动脉频谱呈低阻型，颈外动脉频谱呈高阻型。
(5) 及：拍击，拍击颞浅动脉，颈外动脉呈锯齿样改变。

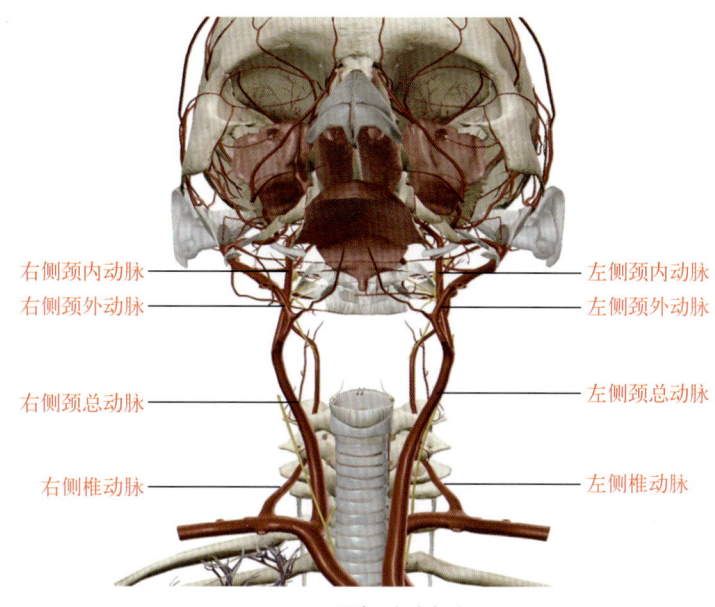

图 6-3　颈部动脉解剖

二、椎动脉的解剖

左右椎动脉（vertebral artery）在颈根部从锁骨下动脉第一段发出者占 96.5%（其余 3.5% 为异常型，起自主动脉弓或头臂干分叉等处）；沿前斜角肌内缘后上行，继而通过除第 7 颈椎外的颈椎横突孔，即上 6 个颈椎横突孔（93.5%）或上 5 个（3.5%）所形成的骨管隧道；左右侧椎动脉分别起自左右锁骨下动脉，在横突孔内走行的椎动脉有一定特点：在第 2～6 颈神经（C_2～C_6）前支前方几乎垂直上升至枢椎横突孔，因枢椎横突孔开口于后外方，椎动脉经枢椎横突孔转向后外侧，然后上升达寰椎横突孔。

在解剖和影像学上可以将椎动脉分为 4 段：V_1 段，又称横突孔前段，指椎动脉起始部到第 6 颈椎（C_6）横突孔之间的一段。V_2 段，又称椎间孔段，指椎动脉向上走行于第 6 颈椎（C_6）至枢椎（C_2）横突孔之间的一段。V_3 段，起自 C_2 横突孔，穿过寰椎（C_1）横突孔，走行于寰椎后弓上缘的椎动脉沟内，并穿入寰枕后膜进入椎管的一段。V_4 段，即硬膜下段，V_4 段穿透硬脑膜，向内侧倾斜位于延髓的前面，与对侧椎动脉于脑桥下缘融合成基底动脉（图 6-4）。

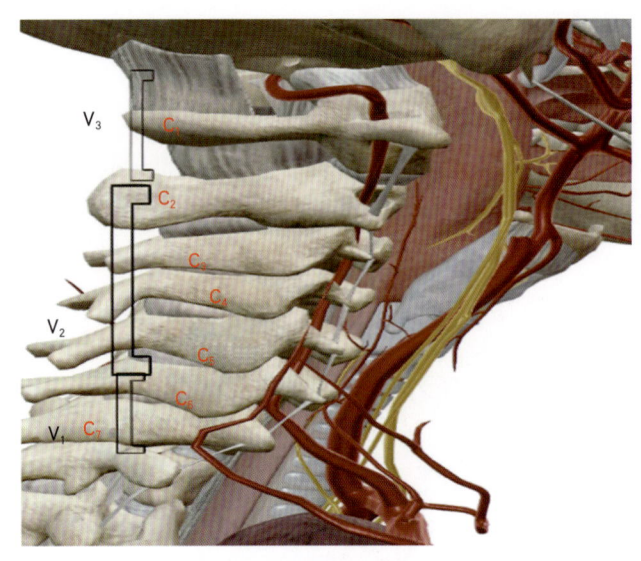

图 6-4 椎动脉的解剖分段

三、颈部静脉的解剖

颈内静脉（internal jugular vein）是头颈部最粗大的静脉干，其起始处膨大，称为颈静脉上球。颈内静脉沿颈总动脉外侧下行，并与迷走神经一起被包于颈动脉鞘内，在锁骨的胸骨端后方与锁骨下静脉汇合形成头臂静脉。颈内静脉接受面部、颈部、脑的静脉血。颈内静脉的颅外属支接受面部、甲状腺、咽、舌和颈部的静脉血，这些属支多在舌骨大角附近汇入颈内静脉（图 6-5）。成人颈内静脉外径：男性为（12.8±0.4）mm，女性为（12.3±0.4）mm。

颈外静脉（external jugular vein）为颈部最大的（浅）静脉，它的前支是面后静脉的后支；它的后支由枕静脉与耳后静脉汇合而成。两支在下颌角处汇合，沿胸锁乳突肌浅面向外下方走行，穿过深筋膜，于锁骨中点上方 2.5cm 处注入锁骨下静脉（图 6-5）。

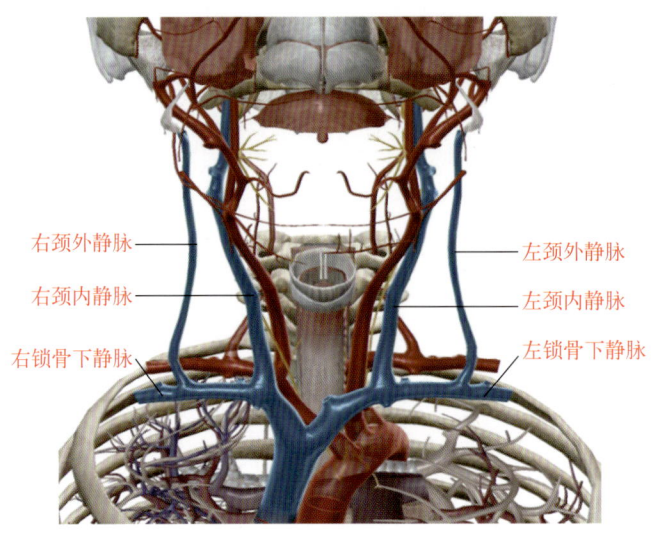

图 6-5 颈部静脉解剖

锁骨下静脉（subclavian vein）是腋静脉的延续，始于第 1 肋骨外侧缘，在锁骨后方走行，与颈内静脉汇合成头臂静脉。两静脉汇合处形成静脉角。由于锁骨下静脉位置固定且管腔粗大，故临床上常被用于进行锁骨下静脉留置导管、测量中心静脉压等（图 6-5）。

（尹立雪　赵津艺　张文军）

参 考 文 献

何银凤，徐智章，1997. 正常颈动脉和椎动脉彩色多普勒超声检测 [J]. 中华超声影像学杂志，6(3): 169-172.

华扬，2002. 实用颈动脉与颅脑血管超声诊断学 [M]. 北京：科学出版社：149-154.

华扬，惠品晶，邢瑛琦，2015. 中国脑卒中血管超声检查指导规范 [J/OL]. 中华医学超声杂志 (电子版)，12(8): 599-610.

贾凌云，华扬，唐煜，等，2018. 正常人颈内静脉结构和血流动力学的超声评估 [J]. 中华超声影像学杂志，27(12): 1025-1029.

谭冠先，2007. 经皮中心静脉置管术基础与临床 [M]. 北京：人民卫生出版社.

Amamoto T, Sakata N, Ogata T, et al, 2018. Intra-plaque vessels on contrast-enhanced ultrasound sonography predict carotid plaque histology[J]. Cerebrovasc Dis, 46(5/6): 265-269.

Freitas C A F, Santos L R M D, Santos A N, et al, 2020. Anatomical study of jugular foramen in the neck[J]. Brazilian Journal of Otorhinolaryngology, 86(1): 44-48.

Krejza J, Arkuszewski M, Kasner S E, et al, 2006. Carotid artery diameter in men and women and the relation to body and neck size[J]. Stroke, 37(4): 1103-1105.

Manbachi A, Hoi Y, Wasserman B A, et al, 2011. On the shape of the common carotid artery with implications for blood velocity profiles[J]. Physiological Measurement, 32(12): 1885-1897.

Provost E B, Madhloum N, Int Panis L, et al, 2015. Carotid intima-media thickness, a marker of subclinical atherosclerosis, and particulate air pollution exposure: the meta-analytical evidence[J]. PLoS One, 10(5): e0127014.

第 7 章

颈动脉常见疾病的临床诊断经验

颈部动脉超声检查可对颈部血管病变的部位、范围、严重程度以及颅外脑循环异常进行客观评估，具体体现在以下方面：

1. 评估颈部血管正常解剖结构和血流动力学信息，判断管腔有无扩张、狭窄、扭曲，血管走行是否正常。
2. 评估各种原因引起的颈动脉狭窄或闭塞性病变所导致的血管血流动力学的变化，如有无内中膜增厚或斑块形成、斑块稳定性评估及动脉狭窄程度的分级。
3. 利用超声造影检查进一步评估斑块的稳定性及血管狭窄的程度。
4. 评价锁骨下动脉盗血综合征。
5. 评估颈动脉狭窄介入治疗后支架的位置、扩张程度、残余狭窄情况及治疗后血管解剖结构和血流动力学的改变。
6. 超声引导下的颈动脉支架术后及颈动脉内膜剥脱术后的血流动力学随访评估。
7. 检测动脉瘤等血管结构及血流动力学变化。
8. 评价颈部动脉的先天性发育不良情况。

一、颈动脉内中膜厚度测量

测量颈动脉内中膜厚度（IMT）：
（1）测量部位：颈总动脉分叉处下方 1～1.5cm。
（2）测量方法：垂直血管壁长轴，测量内膜内缘至中膜外缘的距离。
（3）建议在横切面测量，局部放大，垂直测量，测量远场内中膜，避开斑块位置（图7-1）。
（4）IMT ≥ 1mm，提示增厚。
（5）IMT ≥ 1.5mm，凸出于血管腔内，或局限性增厚高于周边 IMT 的 50%，提示存在斑块。

病理改变：颈动脉内中膜增厚是早期动脉粥样硬化的表现，无论是内膜损伤还是脂质代谢紊乱，都可促进动脉平滑肌细胞增生。中膜的代谢状况受到影响和平滑肌细胞增殖，在动脉硬化病变的病理变化中起着重要作用。内膜中增殖的平滑肌细胞可能是从动脉中层通过细胞异型和增殖而来的，随着病变的不断进展，可使动脉管壁质地坚硬，失去弹性。
内膜增厚：颈动脉的内膜，即血管壁的最内层，正常情况下是光滑且薄的，当内膜增厚时，

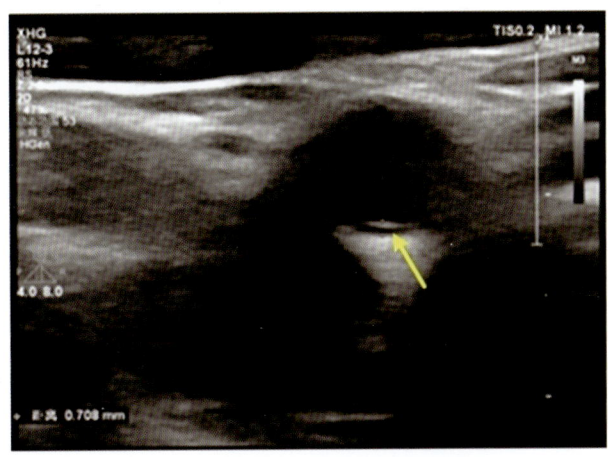

图 7-1 颈动脉内中膜超声检查图像

意味着这一层内皮细胞层变得更厚，这可能是由长期的炎症反应、高血压、高血脂或其他血管疾病引起的。中膜增厚：中膜主要由平滑肌细胞和弹性纤维组成，其增厚通常与动脉硬化相关。动脉硬化是动脉壁上脂肪、胆固醇、钙及其他物质的积累，随着时间的推移形成斑块，导致动脉变硬和狭窄。随着内中膜的增厚，颈动脉的血流可能受到影响，导致血流速度减慢，甚至在某些情况下血流可能完全阻断，这增加了脑缺血的风险。颈动脉内中膜增厚是心血管疾病的一个风险标志，与心脏病、卒中等严重健康问题有关。颈动脉内中膜增厚是颈动脉粥样硬化的一种表现，通常反映了血管壁的慢性炎症和动脉硬化的早期过程。斑块形成：颈动脉内中膜增厚常常伴随着颈动脉斑块的形成。这些斑块可以是稳定的，也可以是不稳定的，后者更可能导致血管狭窄或堵塞。

二、颈动脉斑块稳定性评估

超声主要通过斑块大小、回声、形态、有无溃疡及血栓形成等因素对斑块稳定性进行评价。必要时结合超声造影、超微血流成像技术、三维超声等超声新技术，对颈动脉斑块进行更全面的评估。

（一）颈动脉斑块大小评估

1. 颈动脉斑块最大厚度定义为颈动脉所有斑块中最大横向厚度。研究表明，颈动脉斑块最大厚度和斑块体积是斑块易损性相关的危险因素，其中最大厚度意义更大。较大斑块导致颈动脉狭窄，从而引起狭窄远端脑血流呈低灌注状态，造成相应供血部位的脑组织发生缺血缺氧、坏死。

2. 若颈动脉存在多发斑块，建议选取最大斑块进行测量。

3. 斑块大小建议以长度值（mm）× 最大厚度值（mm）表示（图 7-2），横切面扫查测量斑块最大厚度值（斑块表面最高点与血管外膜上缘的垂直距离）（图 7-2A），纵切面扫查测量斑块长度值（上下端的水平距离）（图 7-2B）。

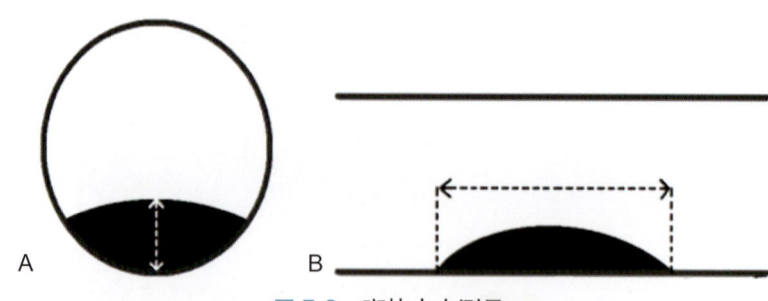

图 7-2　斑块大小测量

A. 横切面扫查测量斑块最大厚度值；B. 纵切面扫查测量斑块长度值

（二）颈动脉斑块内部回声评估

斑块内部回声分类：选择血管壁回声作为参照，根据斑块内部回声将颈动脉斑块分为以下三类。

1. 低回声斑块　回声低于血管壁内膜层回声的斑块，是不稳定斑块，这种斑块的纤维帽薄，很容易破裂继发血栓。

2. 等回声斑块　回声与血管壁内膜层回声相对一致的斑块。

3. 高回声斑块　回声等于或略高于血管壁外膜层回声的斑块。

研究表明，斑块薄纤维帽内的点状强回声可作为易损斑块的特征性标志，易损斑块内的钙化多邻近纤维帽，或使纤维帽向管腔凸出，稳定斑块的钙化表现为多个粗大强回声聚集或强回声呈弥漫性分布，红色箭头表示多个强回声聚集的粗大强回声，提示为稳定斑块（图 7-3）。

根据斑块回声均质性分类：

1. 均质性回声斑块　二维灰阶超声显示斑块内部回声均匀一致。

2. 不均质回声斑块　二维灰阶超声显示斑块内有 20% 以上的回声不一致。

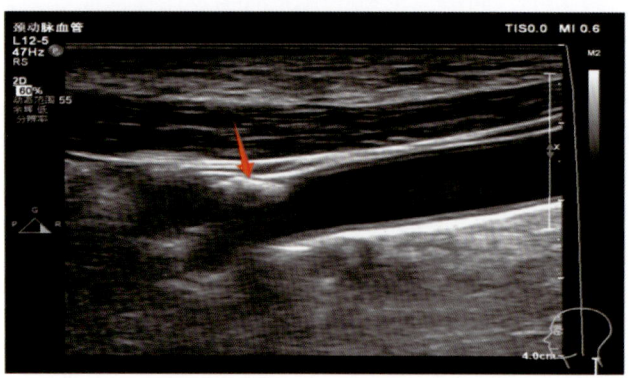

图 7-3　左侧颈总动脉分叉处前壁高回声不规则斑块

（三）颈动脉斑块表面形态评估

斑块分为扁平斑块、不规则斑块、溃疡型斑块。

1. 扁平斑块（规则斑块）　呈扁平形，二维超声显示斑块表面呈弧形线样高回声，且连续性良好，表面纤维帽完整。红色箭头示斑块表面纤维帽完整，白色箭头示基底回声连

第 7 章 颈动脉常见疾病的临床诊断经验

续性好（图 7-4），为稳定斑块。蓝色箭头示表面纤维帽完整，白色箭头示基底部回声一致（图 7-5），为稳定斑块。

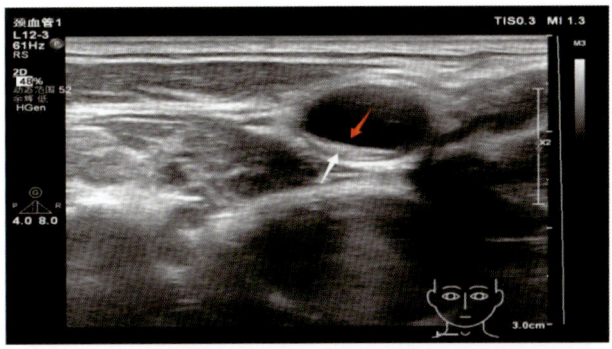

图 7-4　右侧颈总动脉远段后壁等回声扁平斑块

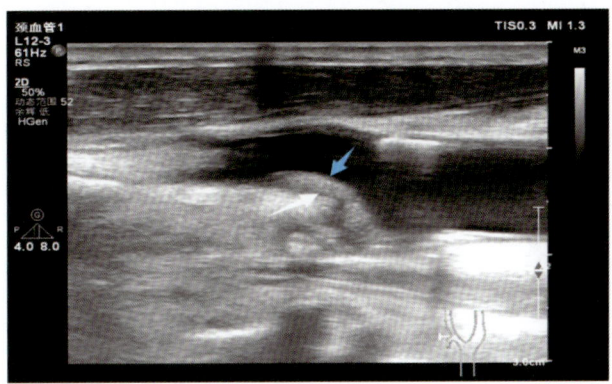

图 7-5　右侧颈外动脉起始段后壁等回声扁平斑块（由右侧颈总动脉分叉处延续而来）

2. 不规则斑块　当斑块纤维帽发生破裂时，表现为斑块的整体形态不规则、斑块表面弧形线样高回声不光滑、连续性中断。蓝色箭头示斑块表面纤维帽不完整，红色箭头示斑块内部大的脂质核心部分回声不均，部分接近无回声（图 7-6），为不稳定斑块。

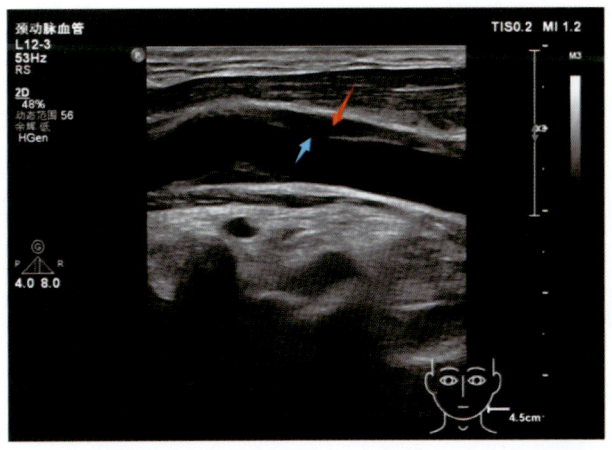

图 7-6　左侧颈总动脉分叉处前壁、后壁无 - 低回声不规则斑块

61

3. 溃疡型斑块 斑块表面纤维帽破裂不连续，形成火山口征，斑块表面凹陷宽度和深度均≥2mm。蓝色箭头表示表面纤维帽连续性明显中断，提示溃疡斑块形成；白色箭头表示高回声活动性栓子形成（图7-7），CDFI示血流向斑块内灌注。基底部的线状回声连续性中断，CDFI示斑块造成的管腔内局部血流充盈缺损（图7-8）。红色箭头示斑块纤维帽破裂、表面凹凸不平；白色箭头示内部回声不均匀减低，斑块致该处内径变细，残余内径6.7mm，原始内径16.5mm；蓝色箭头示溃疡斑块表面细小等回声活动性血栓形成（图7-9）。对二维超声显示效果差的低回声斑块和溃疡型斑块，CDFI显示效果较好。在进行颈动脉超声扫查斑块时，应重视CDFI的运用，有助于提高低回声斑块的检出率。

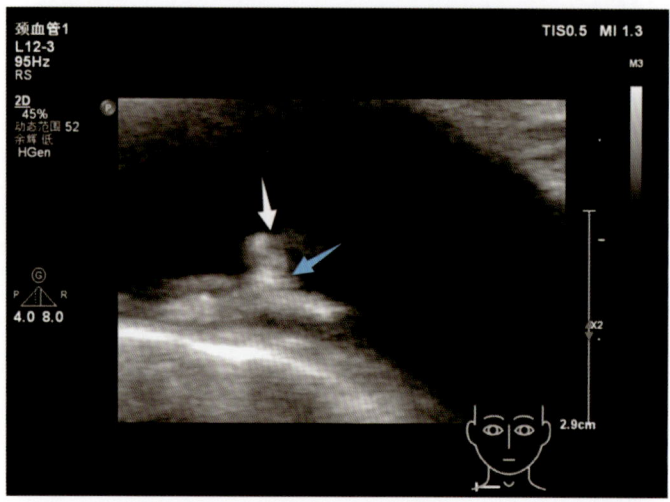

图7-7　右侧锁骨下动脉起始处溃疡型斑块伴活动性栓子形成

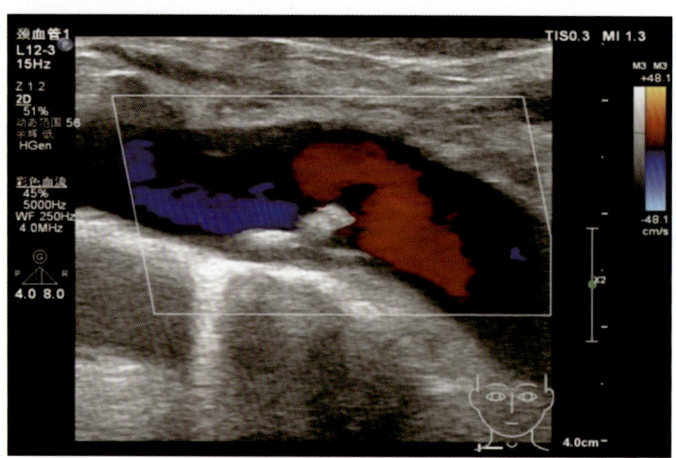

图7-8　CDFI血流向溃疡型斑块内灌注

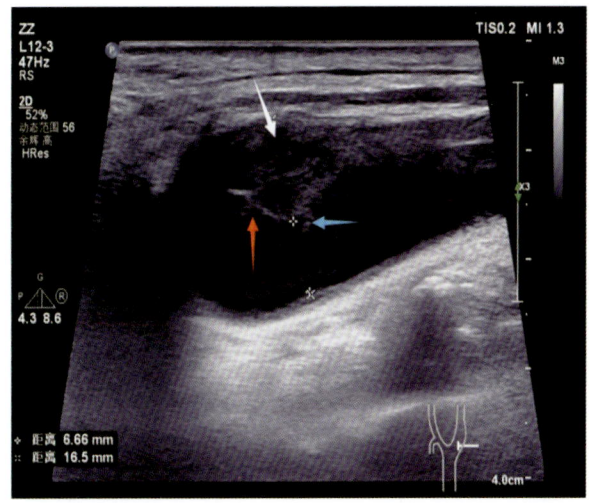

图 7-9　左侧颈总动脉分叉处前壁探及不均回声溃疡型斑块

（四）易损斑块超声特征

具有破裂倾向、易发生血栓形成和（或）进展迅速的危险斑块为易损斑块，容易产生症状性颈动脉栓塞或闭塞等后果。其超声特征如下：

1. 颈动脉斑块最大厚度为斑块易损性相关危险因素中意义最大的。
2. 颈动脉斑块纤维帽连续性中断、溃疡型斑块属于易损斑块。
3. 斑块内极低回声区（juxtaluminal black area，JBA）体积较大、靠近管腔、凸出斑块表面、表面纤维帽薄或不完整。
4. 靠近纤维帽或使纤维帽向管腔凸出的钙化可作为易损斑块的特征性标志。
5. 可通过超声造影评估新生血管情况。

（五）病理改变

血管内膜结构和功能受损造成血管通透性改变，脂代谢异常，脂质沉积到血管壁，同时伴炎症细胞浸润、泡沫细胞形成、中膜平滑肌细胞迁移增殖和细胞外基质合成增加，最终形成动脉粥样硬化（atherosclerosis，AS）斑块。典型易损斑块的病理特点为有大脂质核心、内部炎症细胞多、平滑肌细胞少及病理性新生血管形成，其中病理性新生血管形成是影响斑块稳定性的主要原因。多项研究表明，颈动脉稳定型斑块不易引发有症状的颈动脉栓塞或闭塞，而狭窄程度不严重的颈动脉易损斑块更易产生症状性颈动脉栓塞或闭塞等后果。

三、颈动脉狭窄、闭塞的超声诊断

颈动脉检查时，患者取仰卧位，颈部略微伸展，必要时头部略转向对侧。通常使用 9MHz 线阵探头（或 5～12MHz 探头）。颈动脉超声检查可从颈总动脉（CCA）的横切面或纵切面开始，将探头置于锁骨上窝，声束尽可能向下，显示 CCA 的近段。在冠状面上，从锁骨上窝开始对 CCA 进行连续检查，分别检查颈内动脉（ICA）和颈外动脉（ECA）。ICA 通常位于 ECA 的后外侧。可通过频谱形态鉴别高阻型 ECA（舒张期血流速度较低）和低阻型 ICA（舒张期血流速度较高）。横切面上，采用灰阶超声和彩色多普勒成像从

CCA 近段至远段进行观察，颈动脉球部和分叉位置也应采用灰阶和彩色多普勒血流成像。如果 ICA 存在明显的斑块，可在横切面成像上比较管腔的原始内径和残余管腔内径，以评估管腔狭窄程度，并将其作为基于收缩期峰值流速（PSV）确定狭窄程度的定性辅助指标。

根据患者自身的代偿情况，颈动脉狭窄或闭塞可分为症状性狭窄或闭塞及非症状性狭窄或闭塞。症状性狭窄或闭塞表现为短暂性脑缺血发作（TIA）和缺血性脑卒中（CI）。颈动脉狭窄被认为是缺血性脑血管病的独立危险因素。动脉粥样硬化是多数颈动脉狭窄的主要病因，但是其他疾病也可以导致颈动脉狭窄，如夹层动脉瘤、纤维肌发育不良、动脉炎等。颈动脉狭窄早期可无任何症状。不幸的是，颈动脉疾病患者可在无任何征兆的情况下突然发生脑卒中，也就是偏瘫、失语等。一部分患者在此之前可能会出现一些先兆性症状，此类症状性狭窄或闭塞表现为短暂性脑缺血发作和缺血性脑卒中。症状持续几分钟到几小时，可以逐渐自行缓解。

颈内动脉狭窄是一种严重危害人类健康的疾病。60% 以上的脑梗死是由于颈动脉狭窄造成的，严重的脑梗死可导致患者残疾甚至死亡。故而，颈动脉狭窄已经成为当今社会危害人民健康的"头号杀手"之一。尤其是老年人，如果感觉身体不舒服，应该及时到医院就诊。常见症状包括：

1. 单眼视物不清、说话言语不清。
2. 肢体无力、麻木，或一侧肢体有震颤的感觉。
3. 肢体活动不灵。

头颈部血管超声若干问题的专家共识：2006 年，首都医科大学宣武医院华扬等以血管造影为参考标准，通过大样本量研究（416 例患者，832 支血管），确定了单参数和多参数联合评估不同程度颈动脉狭窄的诊断标准，表明总体诊断准确率可达 90%。并于 2009 年和 2011 年相继发表了椎动脉起始段和锁骨下动脉狭窄的诊断标准。血流动力学参数是狭窄程度分级的重要依据，应根据狭窄处 PSV、EDV、PSV 比值等参数综合评估狭窄程度，有时可能需要结合直径狭窄率来综合判断（表 7-1）。具体检测步骤如下：

1. 检测确定颈动脉硬化斑块病变的位置、形态、大小、回声特性。
2. 采用灰阶超声测量病变血管残余管径及原始管径。
3. 测量狭窄段、狭窄近段、狭窄远段的峰值流速、舒张末期血流速度，并计算狭窄段与狭窄近段（或远段）的流速比值。

颈动脉狭窄的超声诊断：参见表 7-1。

表 7-1　颈内动脉狭窄诊断标准（首都医科大学宣武医院，2006 年）

狭窄 / 流速	PSV/ $(cm \cdot s^{-1})$	EDV/ $(cm \cdot s^{-1})$	PSV_{ICA}/PSV_{dist}
< 50%	< 155	< 60	< 1.6
50% ~ 69%	155 ~ < 220	60 ~ < 100	1.6 ~ < 3.5
70% ~ 99%	≥ 220	≥ 100	≥ 3.5
闭塞	无血流信号	无血流信号	无血流信号

注：PSV_{ICA}/PSV_{dist} 为狭窄处与狭窄远段 PSV 比值。

【病例 1】老年男性，头晕 5^+ 天，超声提示左侧颈内动脉狭窄（球部：小于 50%）（图 7-10 ～图 7-14）。

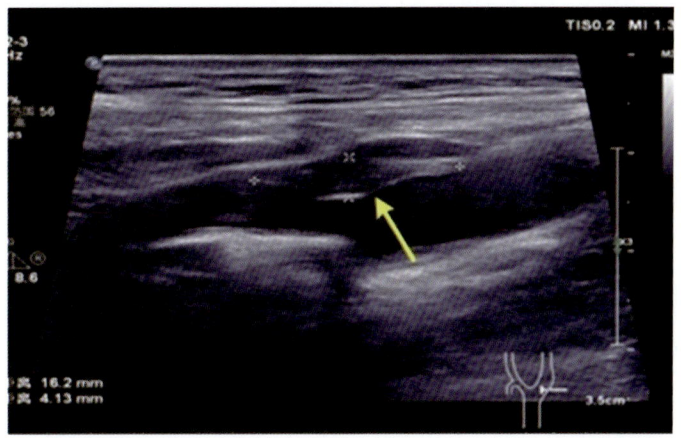

图 7-10　左侧颈动脉球部前壁探及大小约 16.2mm×4.1mm 的等回声不规则斑块

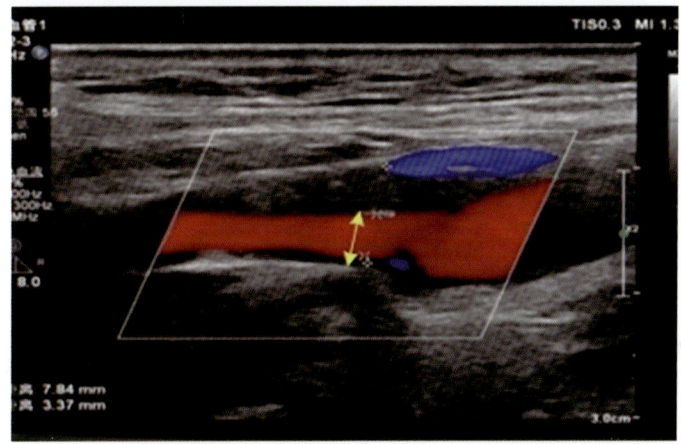

图 7-11　斑块致该处内径变细，残余内径 3.4mm，原始内径 7.8mm

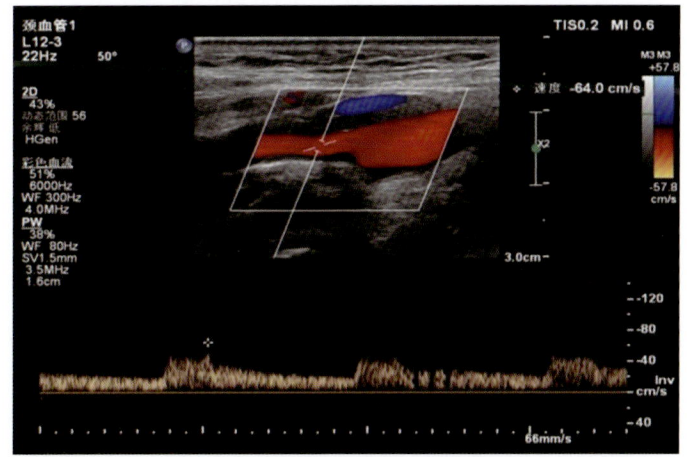

图 7-12　狭窄处 V_s 为 64.0cm/s

患者 1 年后复查颈动脉超声

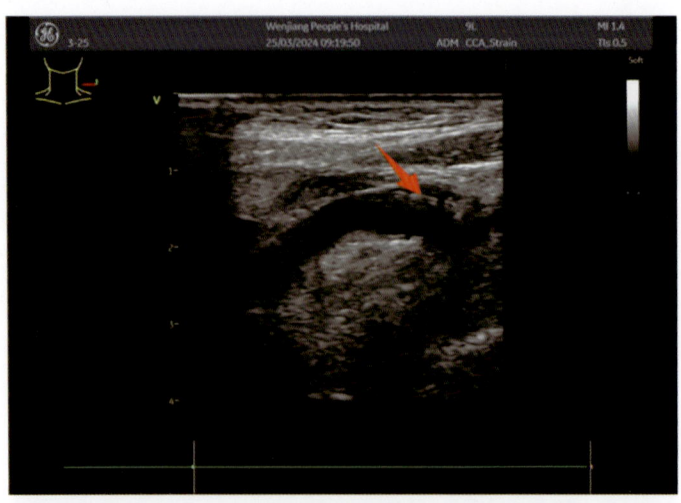

图 7-13　红色箭头示左侧颈内动脉球部前壁探及大小约 16.0mm×3.8mm 的等回声不规则斑块

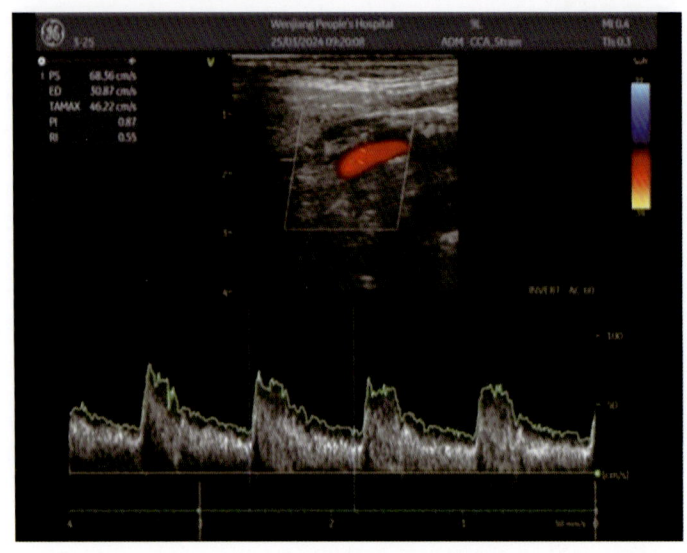

图 7-14　狭窄处 V_s 为 68.4cm/s

【总结】该病例左侧颈内动脉球部斑块大小及狭窄处流速与之前相比变化不大，整体来说，通过控制危险因素并辅以药物治疗，病情未进展。颈部动脉粥样硬化斑块位于血管腔内，是立体的结构，在超声报告中，测量斑块通常包括纵切面长径和厚径。斑块的长度对管腔的狭窄程度没有直接影响，斑块的厚度是否增加更加值得关注。斑块的大小变化是判断病情进展或好转的观察指标，由于不同切面可能导致测量斑块的大小略有偏差，故医师要进行动态连续观察，结合临床相关危险因素的检查结果，进行综合分析。颈动脉狭窄可以通过二维图像、彩色血流和脉冲多普勒检测，综合评估血管形态学和血流动力学指标，同时我们应注重血流动力学改变在颈动脉狭窄病变的应用，血流速度增大是狭窄处最主要的频谱特点，但颈动脉轻度狭窄一般不会引起狭窄处流速加快，颈动脉中度狭窄处收缩期流速会增高，但是狭窄远端不会出现低速低搏动型改变，重度狭窄远端会出现低速低搏动型改变。

【病例 2】老年女性,冠心病 8^+ 年,入院行颈动脉超声检查,超声提示:右侧颈内动脉狭窄(远心端:50%~69%)(图 7-15~图 7-17)。

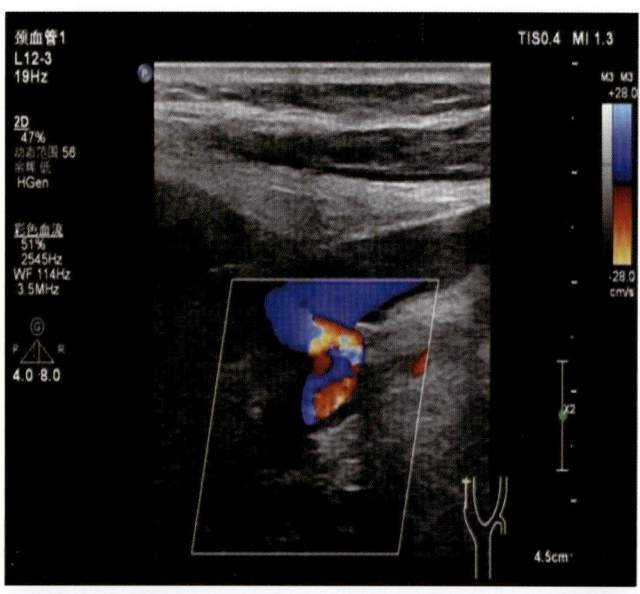

图 7-15　右侧颈内动脉远端管腔内探及低回声不规则斑块充填,CDFI 该处血流加速呈花色

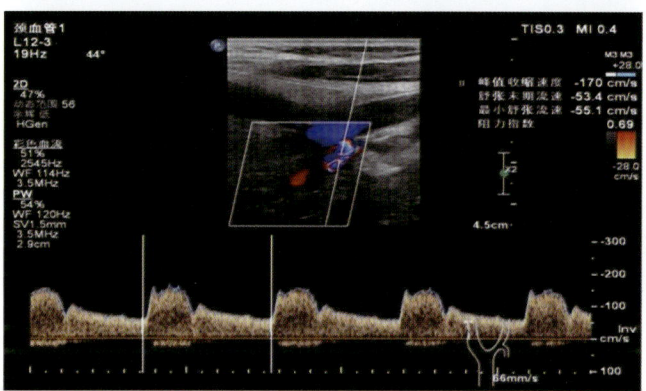

图 7-16　狭窄处 V_s 升高约 170cm/s

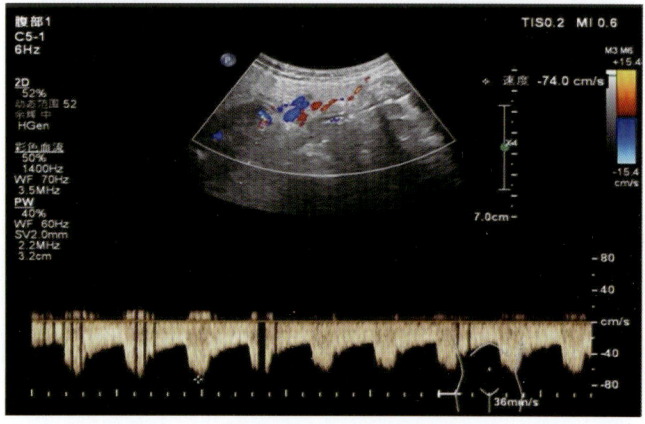

图 7-17　狭窄远端流速及频谱形态正常

【总结】诊断颈动脉狭窄需遵循定位、定性、定量的原则，单发节段性狭窄的定量主要依据血流动力学参数，当各狭窄参数不一致时，应结合面积狭窄率、直径狭窄率及颅内血流动力学进行综合评估。当颈动脉极重度狭窄或闭塞时，狭窄处V_s反而下降，此时需结合面积狭窄率、直径狭窄率综合评估。当狭窄率小于70%时，对远端血流动力学影响不大；当狭窄率大于70%时，可造成血流动力学改变，同时狭窄近端、狭窄处、狭窄远端可出现特征性血流频谱改变。

【注意事项】其他原因可能导致对狭窄程度的高估，如各种原因所致的高血流量状态会使收缩期峰值流速增高。当判断狭窄程度时，一定要参考ICA/CCA收缩期峰值速度比值，这对于判断高速和低速血流是很有价值的。比较灰阶图像、彩色血流、脉冲多普勒发现，这些特征应该彼此吻合，如果它们之间不一致，要多反思自己检查过程中是否有出错的地方。

【病例3】老年男性，头晕5⁺天，超声提示左侧颈内动脉狭窄（起始处：70%～99%，余段考虑闭塞）；右侧颈内动脉狭窄（起始处：70%～99%）（图7-18～图7-23）。

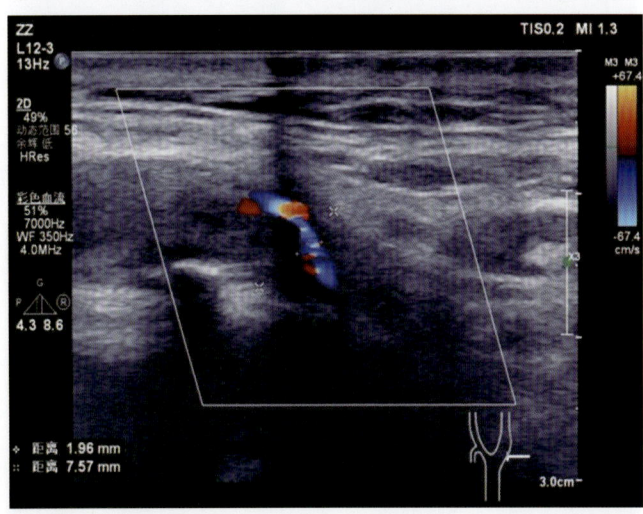

图7-18　左侧颈内动脉起始处内径变细，残余内径2.0mm，原始内径7.6mm

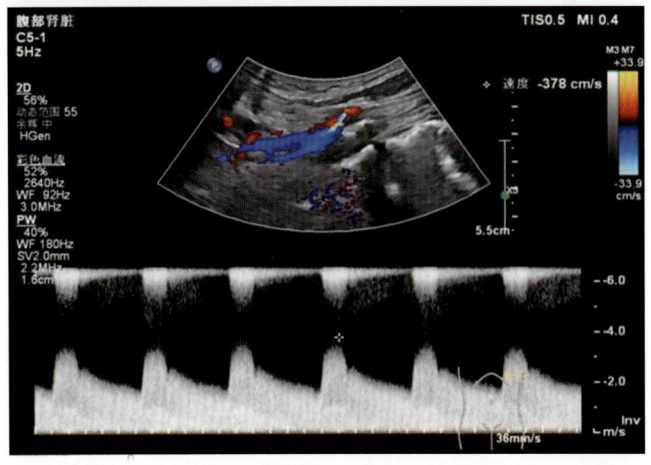

图7-19　左侧颈内动脉狭窄处V_s升高为378cm/s

第 7 章 颈动脉常见疾病的临床诊断经验

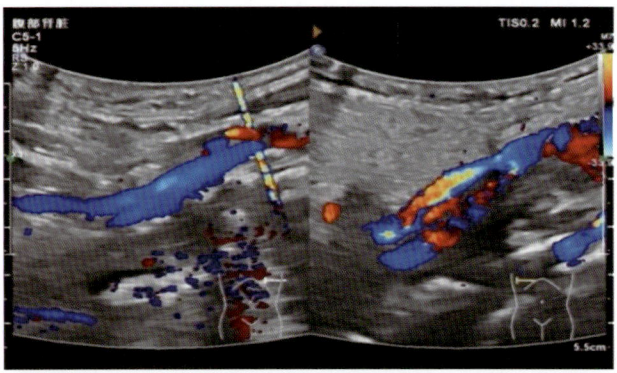

图 7-20　左侧颈内动脉余段管腔内探及不均质回声充填，CDFI：未探及明显血流信号

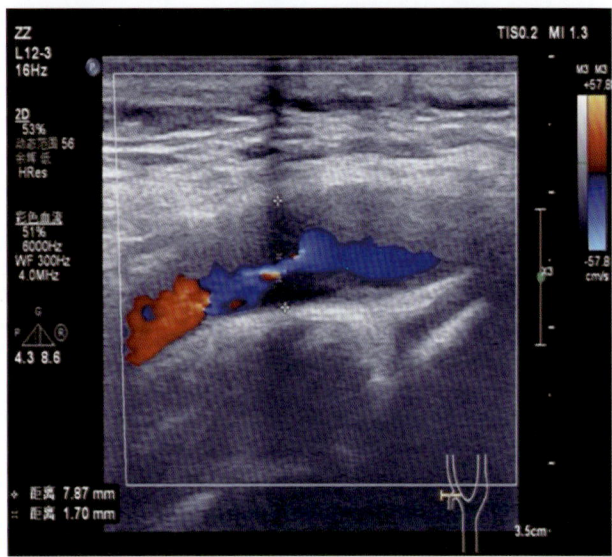

图 7-21　右侧颈内动脉起始处变细

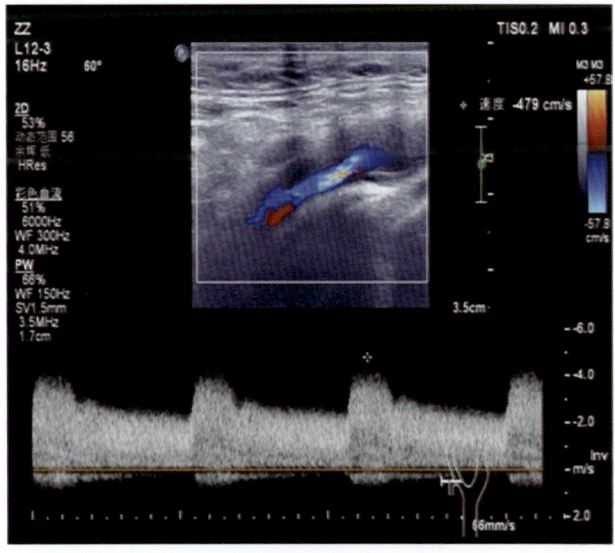

图 7-22　此处流速升高为 479cm/s

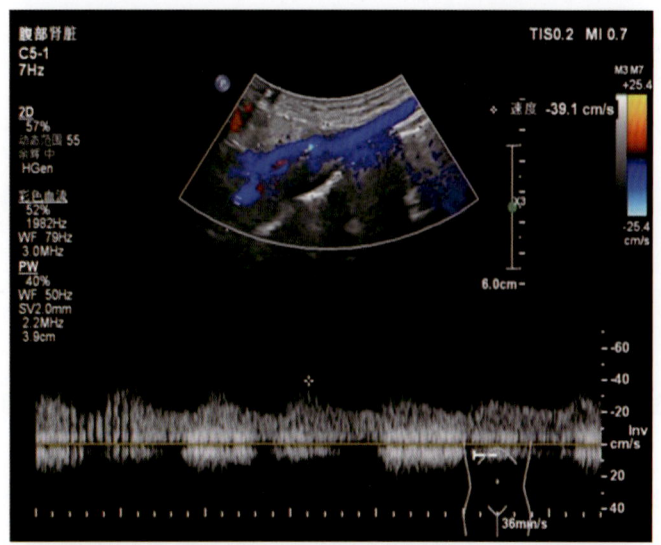

图 7-23　狭窄远端流速减低为 39cm/s，峰时后延，呈低速低搏动型改变

【总结】对于颈内动脉重度狭窄的情况，应尽可能探查到颅外段颈内动脉最远端，该处的低速低搏动型血流频谱改变，是颈内动脉重度狭窄的重要判断标准，表现出波形低钝、流速减低、收缩期上升缓慢的特点。颈内动脉闭塞表现为：动脉血管腔内充填均质或不均质回声，该回声可以是斑块，亦可是血栓，CDFI 或能量多普勒成像提示血流信号消失。具体如下。

（1）完全闭塞：颈内动脉颅外段，或颈总动脉，或颈总动脉至颈内动脉颅外段的血管腔内，从近段至远段均无血流信号。

（2）次全闭塞：CDFI 显示颈内动脉颅外段血管腔血流充盈，呈"细线征"。多普勒频谱呈收缩期单峰型，或具有低流速高阻力性特征。

（3）远段闭塞：若闭塞病变位于颅内段，需要根据颈内动脉血流频谱特征改变进行初步判断。当血流频谱出现单纯收缩期低速血流信号，即"单峰型"改变时，应考虑为颈内动脉于眼动脉分支前闭塞；若舒张期血流存在，但出现低流速高阻力型血流频谱特征时，应考虑为颈内动脉于眼动脉分支以远闭塞。对重度狭窄或闭塞的血管，可用能量多普勒超声辅助检测微弱血流信号，或用 CDFI 调节至适合低速的标尺，应注意重度狭窄和闭塞的鉴别。随着狭窄程度加重，图像质量亦可随之下降。

对于重度狭窄，声像图评估有时候会存在几个不利因素：①非均匀斑块的声学特征与血流相似，如无回声斑块或血栓在二维灰阶成像上不易被发现；②不规则钙化斑块后方的声影，使血管腔显示不清；③在极端情况下，血管内可见斑块较少，但管腔完全闭塞。以上情况要注意彩色多普勒超声的运用。因此，实时二维灰阶成像适合评估非狭窄性病变，不适合定量分析重度狭窄，而多普勒频谱分析能更准确地确定狭窄情况。二维灰阶成像和多普勒频谱分析必须相互结合，才能对颈动脉进行完整的超声检查评估。

相较于斑块定量评估，斑块定性评估同样重要。通常需将其与多普勒结果进行比较，以确保狭窄分级的准确性。当斑块定性评估和多普勒检查结果不匹配时，可结合 CTA 或 MRA 进行进一步评估。

【病例4】老年男性,因头晕1⁺个月来我院就诊,行颈动脉超声检查提示右侧颈外动脉起始处狭窄(图7-24～图7-26)。

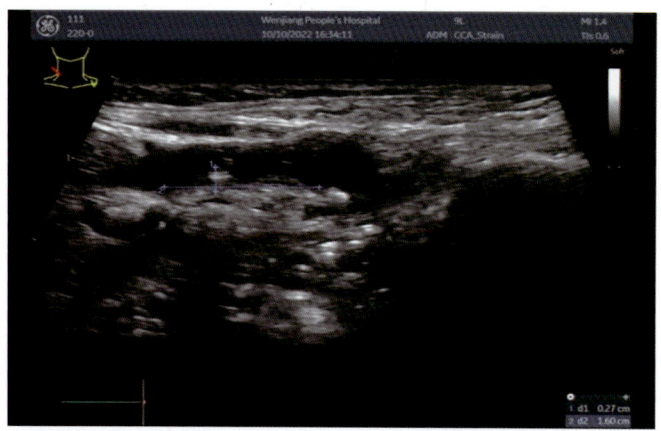

图7-24　右侧颈外动脉起始处后壁探及大小为16.0mm×7.0mm的以等回声为主的不均质回声不规则斑块

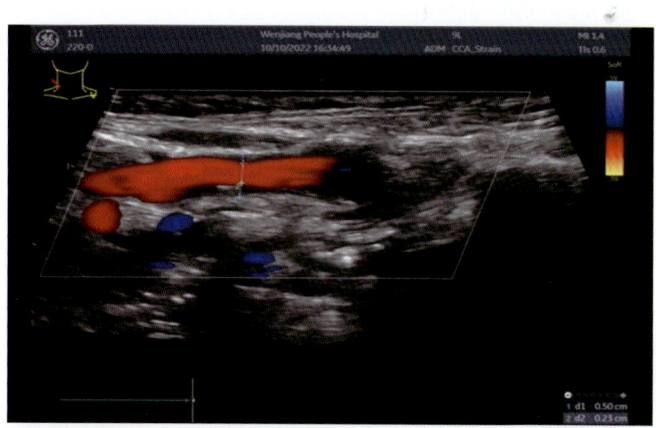

图7-25　斑块致该处内径变细,残余内径2.2mm,原始内径5.0mm

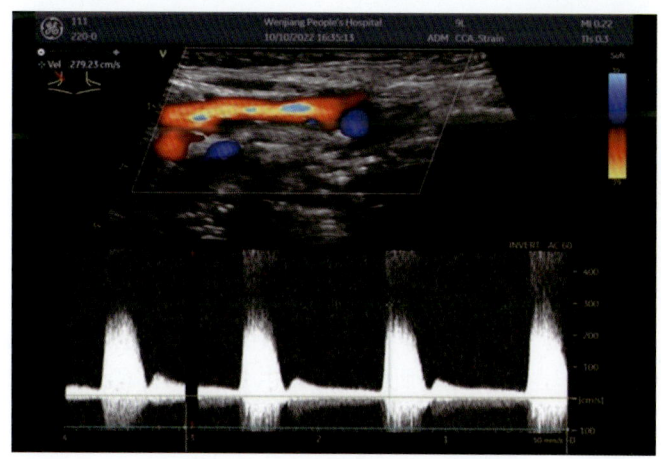

图7-26　狭窄处V_s升高为279cm/s

【总结】由于颈外动脉侧支较多，通常不会引起严重的健康风险，通常情况下，也不需要手术或介入进行干预。如果出现颈外动脉的狭窄且没有明显的临床症状，则应避免引起动脉硬化的发展，导致血管闭塞。就超声检查而言，颈外动脉狭窄目前尚未进行分度，狭窄程度尚无统一标准。可参照颈内动脉狭窄标准，其中流速比值和狭窄远端频谱具有重要参考价值。而颈内动脉狭窄则可能直接影响到脑部的血液供应，造成严重的健康后果。

四、椎动脉狭窄的超声诊断

椎动脉狭窄的超声诊断参见表 7-2。

表 7-2 椎动脉狭窄血流参数标准（首都医科大学宣武医院，2009 年）

狭窄程度	PSV/（cm·s^{-1}）	EDV/（cm·s^{-1}）	PSV_{OR}/PSV_{IV}
<50%（轻度）	>85～<140	>27～<35	>1.3～<2.1
50%～69%（中度）	140～<220	35～<50	2.1～<4.0
70%～99%（重度）	≥220	≥50	≥4.0
闭塞	无血流信号	无血流信号	无血流信号

注：PSV_{OR} 为起始段、V_1 段；PSV_{IV} 为椎间隙段、V_2 段。

【病例 1】老年女性，脑梗死后遗症，行颈动脉超声检查提示右侧椎动脉狭窄（开口处：小于 50%）（图 7-27～图 7-30）。

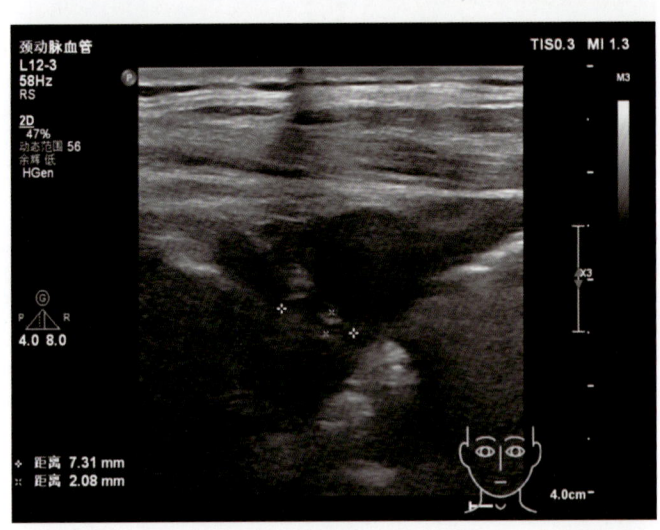

图 7-27 右侧椎动脉开口处探及多个大小不等、回声不均质的斑块（由锁骨下动脉延续而来），较大的斑块位于后壁，大小约 7.3mm×2.1mm 呈以等回声为主的不均质回声不规则斑块

第 7 章 颈动脉常见疾病的临床诊断经验

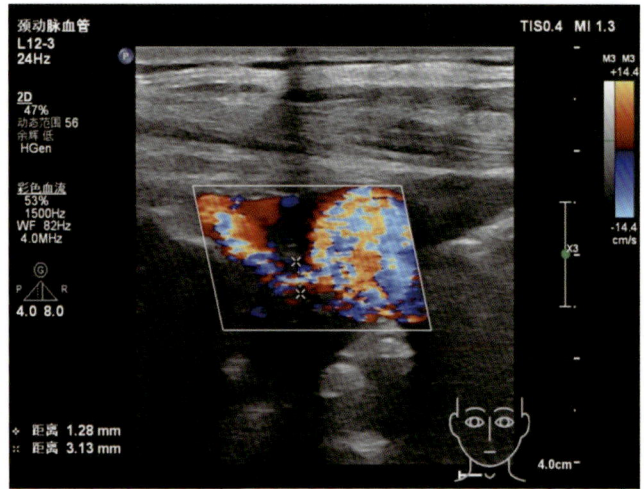

图 7-28 斑块致开口处内径变细，残余内径约 1.4mm，原始内径约 3.0mm

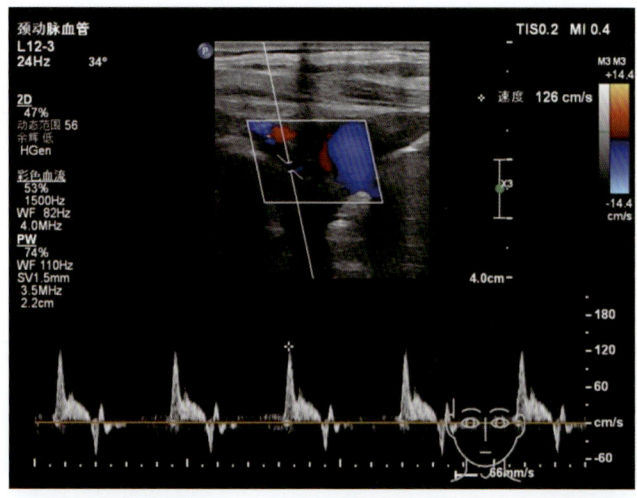

图 7-29 狭窄处 V_s 升高为 126cm/s，频谱舒张期流速消失，频谱形态呈高阻型改变

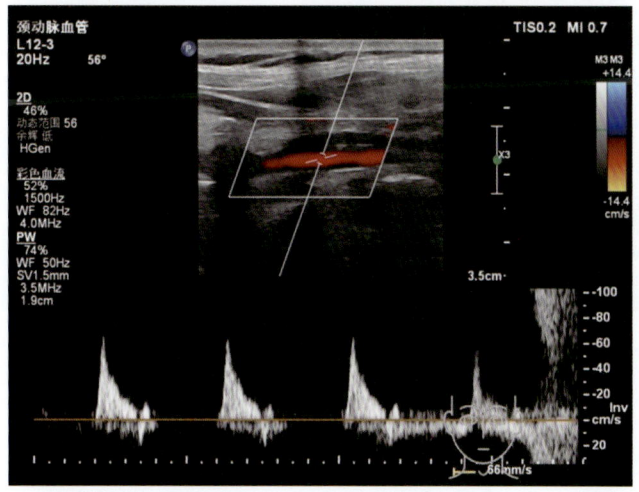

图 7-30 椎间段内径及流速正常，频谱舒张期流速消失，呈振荡型改变

【总结】椎动脉狭窄是一种常见的脑血管病，动脉粥样硬化、动脉瘤、血栓、夹层、椎动脉发育不全等是椎动脉狭窄的主要原因。常见临床症状包括：呕吐、头晕、恶心、视物旋转、肢体乏力，还会表现为吞咽困难、共济失调等情况。椎动脉狭窄从解剖上可分为颅外椎动脉狭窄和颅内椎动脉狭窄。椎动脉狭窄通常是指病理性狭窄，狭窄好发于椎动脉的开口处 V_1 段及 V_4 段。

本病的最常见原因是动脉粥样硬化斑块。此外，还有大动脉炎、椎动脉型颈椎病等病因。病因不同则表现不同，动脉粥样硬化斑块患者椎动脉管壁不光滑，可见斑块形成致管腔狭窄。大动脉炎患者椎动脉管壁弥漫性、向心性增厚，管腔变窄。CDFI：狭窄处血流变细，呈湍流血流信号；若为重度狭窄，彩色血流信号稀疏、不连续，颜色暗淡；闭塞时则无血流信号显示。脉冲多普勒超声：局部狭窄时可探及高速血流频谱，弥漫性狭窄时血流速度多不增快。本病例单侧椎动脉舒张期振荡样频谱，提示远心端存在极重度狭窄或闭塞性病变。

椎动脉闭塞时，其灰阶成像表现为管腔内异常回声充填，但是闭塞的阶段不同，CDFI 的血流影像特征不同。椎动脉全程闭塞：椎动脉 $V_1\sim V_3$ 段全程管腔内充填均质或不均质回声，CDFI 检测无血流信号。椎动脉 V_1 段闭塞：椎动脉 V_1 段管腔内充填均质或不均质回声，CDFI 检测无血流信号。椎动脉 $V_2\sim V_3$ 段可检测到低速血流信号，沿椎动脉解剖走行可检测到侧支动脉血流向 V_2 段及其以远段椎动脉供血，多普勒频谱出现低阻力型改变。当椎动脉 V_1 段急性闭塞，无侧支循环建立，但存在对侧椎动脉血流逆向供血时，患侧椎动脉 $V_2\sim V_3$ 段出现低速单峰反向的血流信号，呈颅内向颅外供血。

【病例2】老年女性，脑梗死 10^+ 天，颈动脉超声提示左侧椎动脉狭窄（起始处：50%～69%）（图 7-31 和图 7-32）。

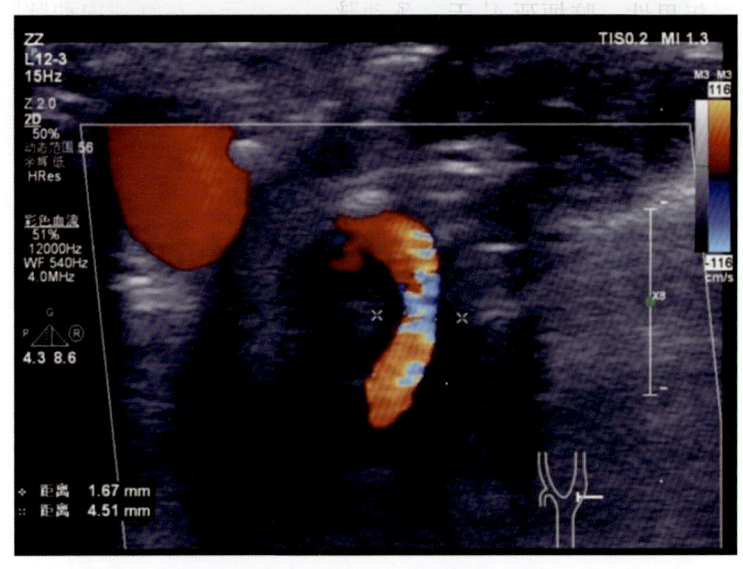

图 7-31　左侧椎动脉开口处内径变细，残余内径 1.7mm，原始内径 4.6mm

第 7 章 颈动脉常见疾病的临床诊断经验

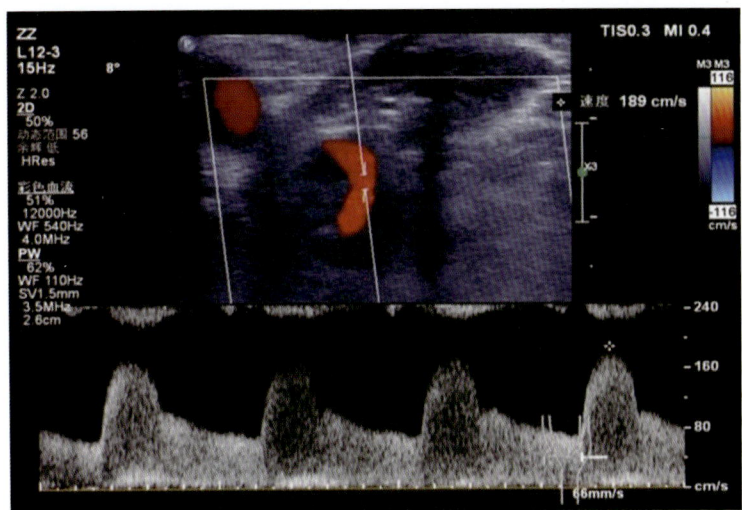

图 7-32　左侧椎动脉狭窄处 V_s 升高为 189cm/s

【总结】椎 - 基底动脉系统出现问题时，患者会出现眩晕、视物模糊、共济失调等情况。所以，常规的椎动脉超声变得越来越重要。颅外段的椎动脉 V_1、V_2 段显示较好，V_3 段显示不理想，需要配合腹部凸阵探头进行。椎动脉的狭窄往往发生在椎动脉起始处，如果超声可以直接观察到，则可以直接诊断。二维超声可见管腔狭窄，CDFI 血流可见变细的高速血流及狭窄后血流频谱的紊乱。如果存在血管纡曲走行，则要注意测量血流的角度。如果狭窄处流速大于 140cm/s，则高度提示狭窄。需要注意的是，颈内动脉闭塞、对侧椎动脉闭塞、优势椎动脉、锁骨下动脉盗血等也会引起椎动脉流速变快。

【病例 3】老年男性，脑梗死 4^+ 天，颈动脉超声提示：左侧颈内动脉闭塞；左侧椎动脉狭窄（起始处：70%～99%）（图 7-33～图 7-37）。

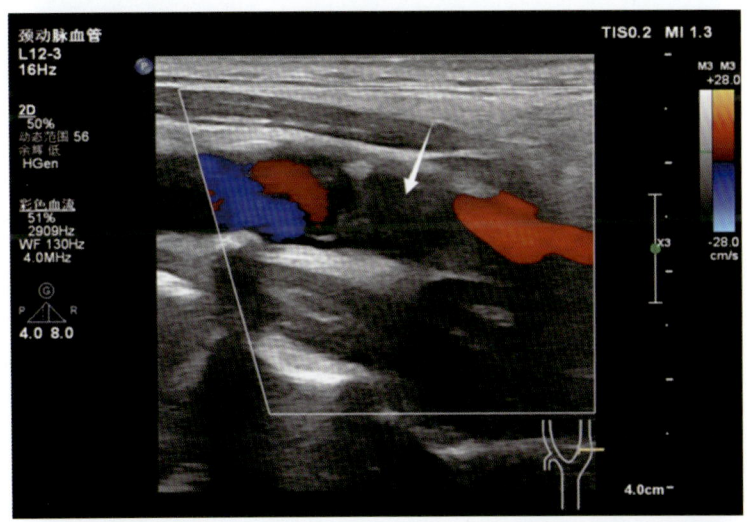

图 7-33　左侧颈内动脉闭塞（白色箭头示左侧颈内动脉近段溃疡型斑块破裂伴出血）

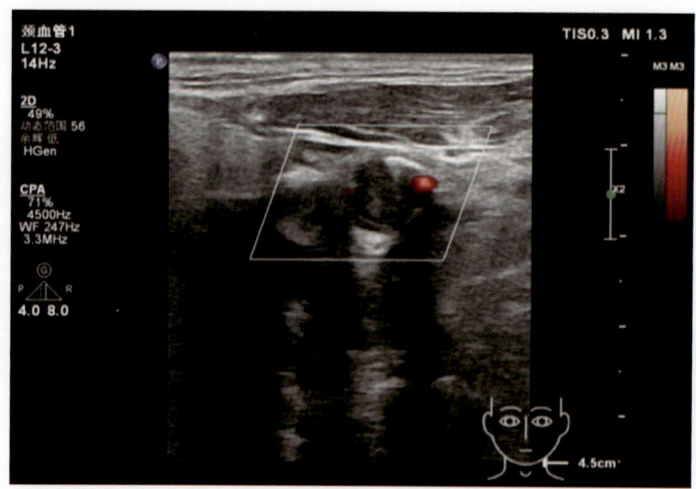

图 7-34　CDFI 示左侧颈内动脉探及稀疏点状血流信号

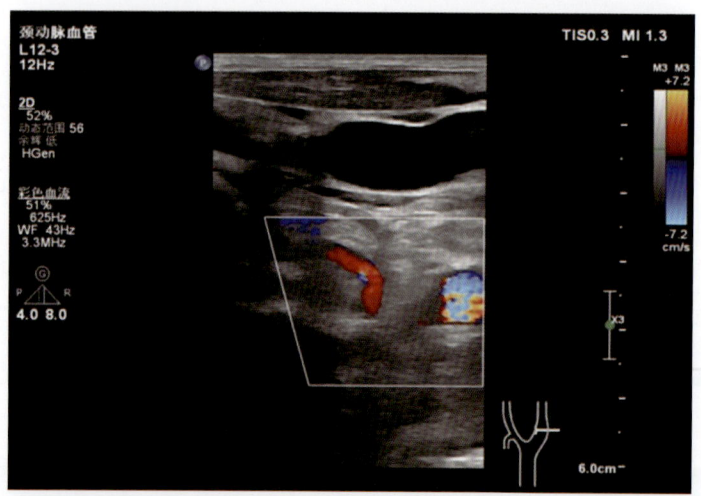

图 7-35　椎动脉开口处探及不均质回声不规则斑块，致该处动脉内径变细

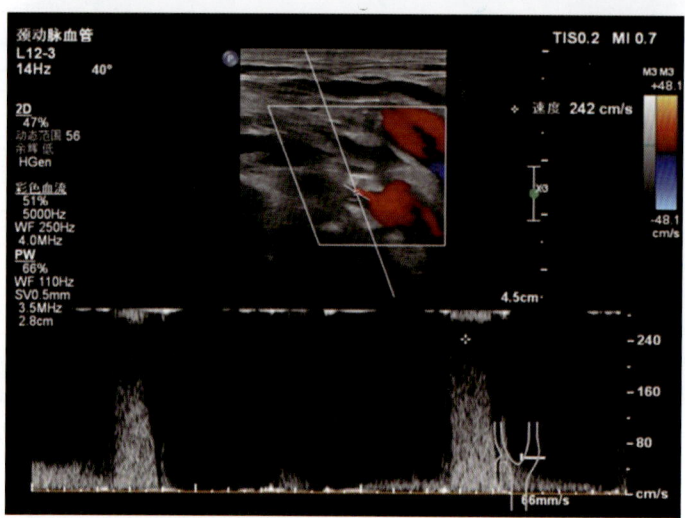

图 7-36　狭窄处 V_s 升高为 242cm/s

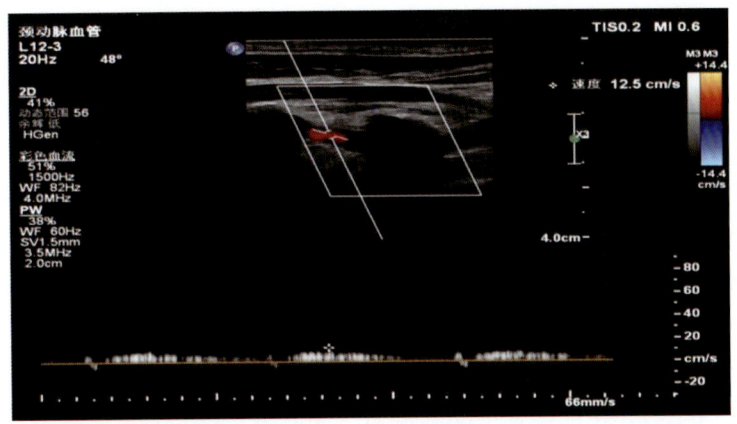

图 7-37　左侧椎动脉远端流速减低为 12.5cm/s，峰时后延，收缩期部分血流低速逆转

【总结】椎动脉盗血频谱不是锁骨下动脉盗血的特例，也可以发生于椎动脉起始处狭窄。单侧椎动脉收缩期振荡样频谱多提示近心端极重度狭窄或闭塞性病变致锁骨下动脉盗血现象，需要与单侧椎动脉舒张期振荡样频谱相鉴别。左侧椎动脉 V_2 段流速减低为 12.5cm/s，峰时后延，当狭窄所致远处流速呈低速低搏动型改变时，说明该处狭窄达重度。

五、锁骨下动脉狭窄的超声诊断

目前，锁骨下动脉狭窄分度只有关于重度狭窄时锁骨下动脉速度的参考值（表 7-3），其狭窄分度目前主要依据椎动脉血流频谱改变及锁骨下动脉盗血的分级（图 7-38）。

表 7-3　锁骨下动脉重度狭窄标准（首都医科大学宣武医院，2011 年）

狭窄程度	PSV/ (cm·s^{-1})	EDV/ (cm·s^{-1})	PSV$_{OR}$/PSV$_{dis}$
70%～99%	≥343	≥60	≥4.0

注：PSV$_{OR}$ 为狭窄段，PSV$_{dis}$ 为狭窄远段。

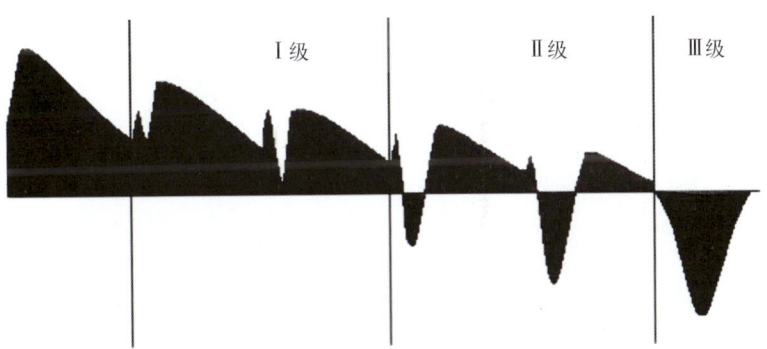

图 7-38　锁骨下动脉盗血分级

1. 狭窄小于 50%　局部血流速度可稍高于健侧，但频谱形态正常。
2. 狭窄 50%～69%　狭窄段血流速度高于健侧，同侧椎动脉表现为收缩期达峰时间延长，伴切迹加深或低速逆转血流信号。健侧椎动脉血流速度相对升高。
3. 狭窄 70%～99%　狭窄段血流速度明显升高，患侧椎动脉出现收缩期血流方向逆转的典型振荡型频谱。当狭窄≥90%时，患侧椎动脉以逆转的负向血流信号为主，舒张期正向血流信号微弱。

4. 锁骨下动脉闭塞（开口处）　血管腔内充填均质或不均质回声，血流信号消失，开口以远探及低速低搏动型血流信号。患侧椎动脉血流方向完全逆转。

锁骨下动脉盗血分级如下。

Ⅰ级：隐匿型盗血。

Ⅱ级：部分型盗血。

Ⅲ级：完全型盗血。

【病例1】老年男性，糖尿病5^+年，头晕10^+天，颈动脉超声提示左侧锁骨下动脉狭窄（起始处：50%～69%），左侧锁骨下动脉盗血（隐匿型）（图7-39～图7-42）。

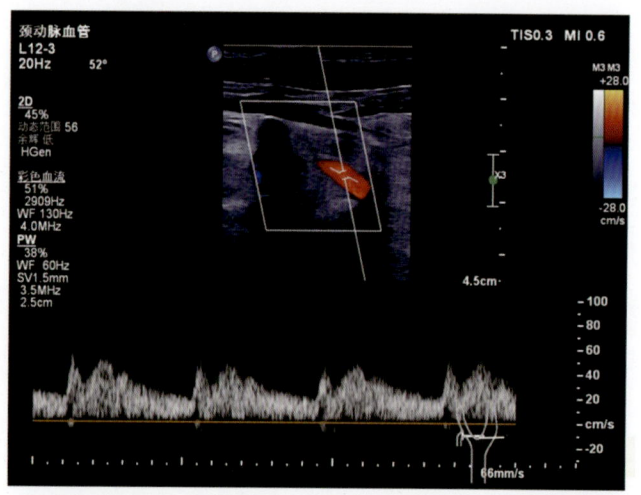

图7-39　左侧椎动脉流速正常，频谱形态改变，收缩期出现切迹

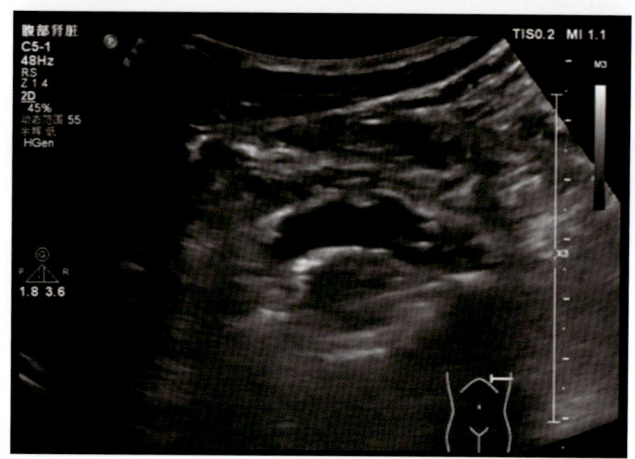

图7-40　左侧锁骨下动脉起始处管腔内探及不均回声部分充填

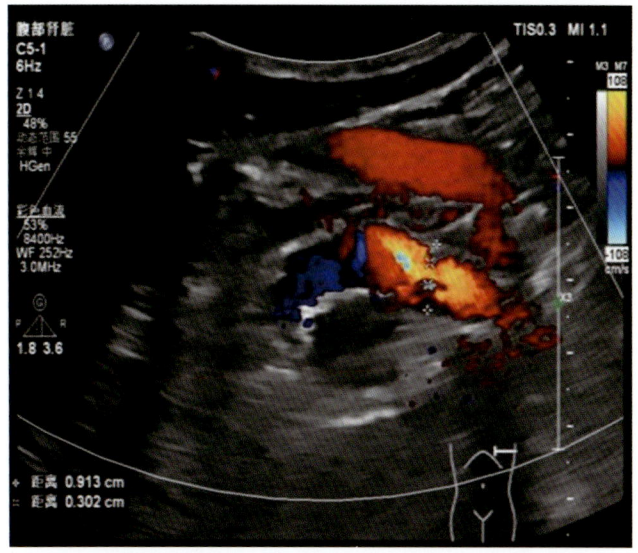

图 7-41 致该处内径变细，残余内径 3.0mm，原始内径 9.0mm

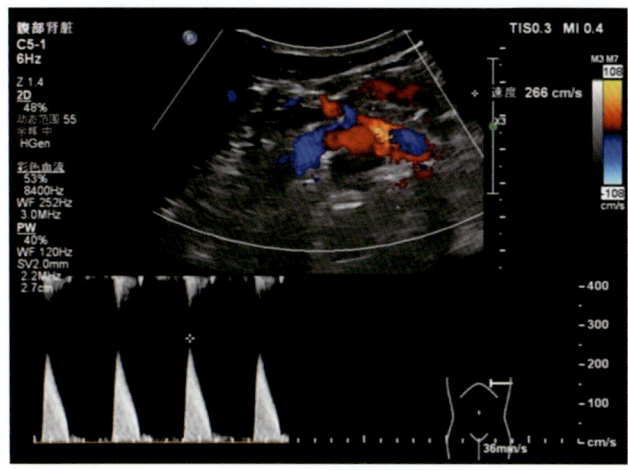

图 7-42 狭窄处 Vs 升高达 266cm/s

【总结】锁骨下动脉盗血综合征是由不同原因引起锁骨下动脉近心端或无名动脉狭窄，使锁骨下动脉远端管腔内压力下降，患侧血压低于椎-基底动脉压力时，所引起的一系列症状表现。当患侧远端管腔内压力明显降低时，产生"虹吸作用"，导致脑血流经 Willis 动脉环，再经同侧椎动脉"虹吸"引流，"盗取"部分脑血流，逆行入患侧上肢，从而使椎、基底动脉供血不足，引起脑局部缺血。锁骨下动脉盗血多发生于左侧，原因在于左锁骨下动脉较右侧长且口径小，血流在此处易发生湍流，形成动脉粥样硬化斑块。椎动脉血流频谱形态是判定锁骨下动脉盗血程度的标准，但是盗血程度并不一定与狭窄程度一一对应；不是所有的椎动脉盗血频谱都是由锁骨下动脉引起，也可以由椎动脉起始处狭窄引发。"盗血"并不是锁骨下动脉相关的正式医学术语，而是一个通俗的说法，用于描述锁骨下动脉狭窄或闭塞所导致的一种病理现象。

1. 锁骨下动脉狭窄的原因

(1) 动脉粥样硬化：这是中老年人群（尤其是男性）中最常见的原因。由于左锁骨下动脉在主动脉的起始部角度更大，更易受血流冲击，因此左侧更为多见。

(2) 多发性大动脉炎：常见于年轻女性，可能同时累及多条颈部大血管。

(3) 先天性动脉畸形：包括先天性狭窄、离断、走行发育异常等。

(4) 动静脉瘘：锁骨下动脉或无名动脉的动静脉瘘也可能导致狭窄。

2. 锁骨下动脉狭窄盗血的临床症状　主要分为两类。

(1) 上肢缺血症状：患者表现为上肢无力、发凉、麻木，尤其在活动量增加后更为明显。患侧上肢动脉搏动减弱或消失，血压较健侧明显降低。

(2) 后循环缺血症状：由于椎动脉供血不足，患者主要表现为眩晕、手部活动不协调、走路不稳，甚至可能突然晕倒。严重者上肢活动量增加后还会导致小脑缺血症状加重，长此以往会对脑组织产生不良影响。

3. 检查方法

(1) 彩色多普勒超声：能够初步诊断锁骨下动脉狭窄，并评估椎动脉血流方向，判断是否存在盗血现象。

(2) 头颈CTA或数字减影血管造影（DSA）：通过三维建模从不同角度显示血管结构，能全面展示动脉狭窄信息，明确病变部位及程度。

4. 治疗方法

(1) 药物治疗：使用抗凝或抗血小板聚集剂，以减少血栓形成和发展。

(2) 介入治疗：经皮腔内血管成形支架置入术（PTA）已成为首选治疗方法，通过在大腿根部或上肢进行穿刺，置入导丝和球囊，扩张狭窄段，并置入支架以防止弹性回缩及动脉夹层。

【病例2】老年男性，因右肺占位性病变入院就诊，行常规颈动脉超声检查。颈动脉超声提示：左侧锁骨下动脉狭窄（起始段：70%～99%）；左侧锁骨下动脉盗血（部分型）（图7-43～图7-47）。

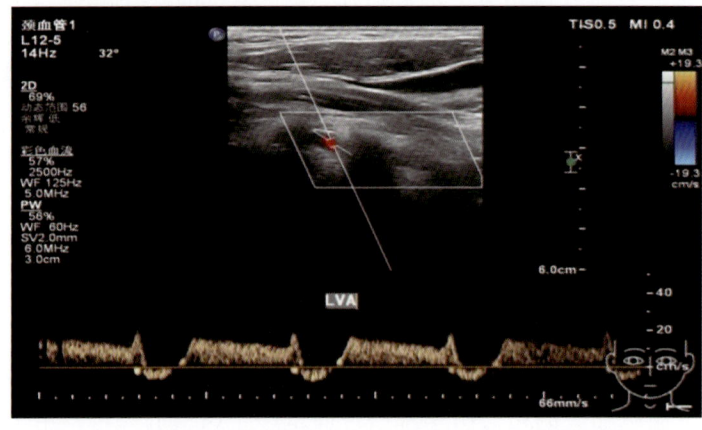

图7-43　左侧椎动脉流速减低，频谱形态改变，收缩期部分血流低速逆转，呈振荡型改变

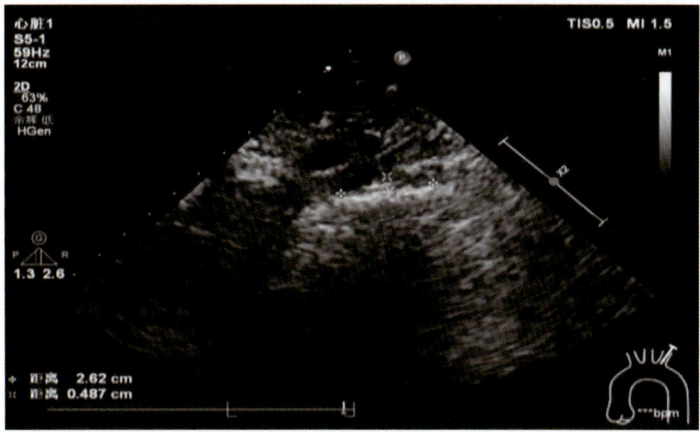

图 7-44　左侧锁骨下动脉起始段管腔内探及大小约 26.2mm×4.9mm 的强回声不规则斑块

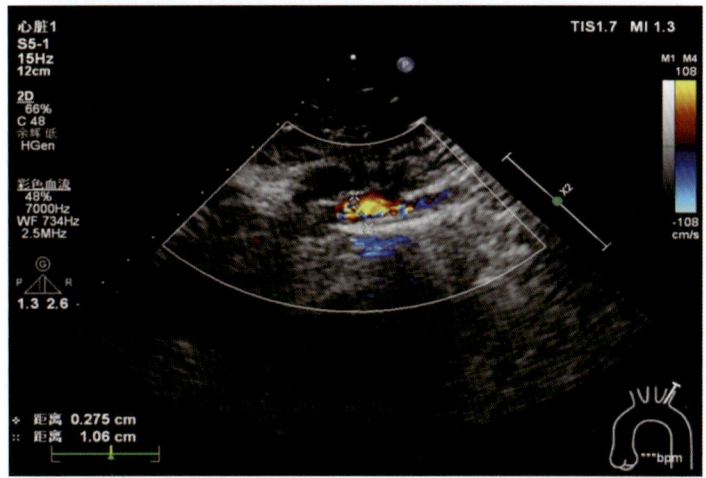

图 7-45　左侧锁骨下动脉起始段内径变细，残余内径约 2.8mm，原始管径约 10.6mm

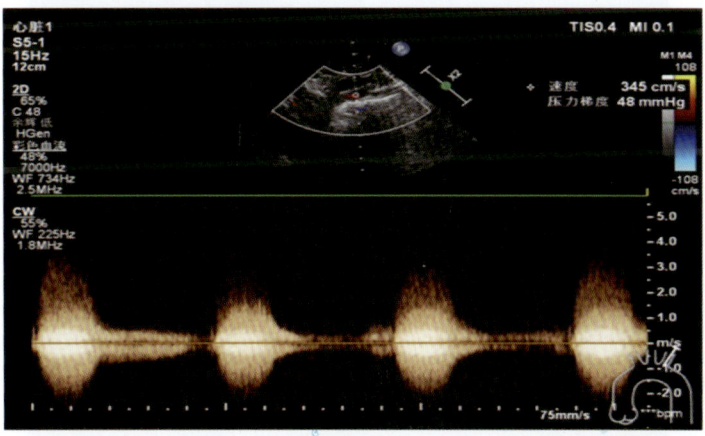

图 7-46　狭窄处 V_s 为 345cm/s

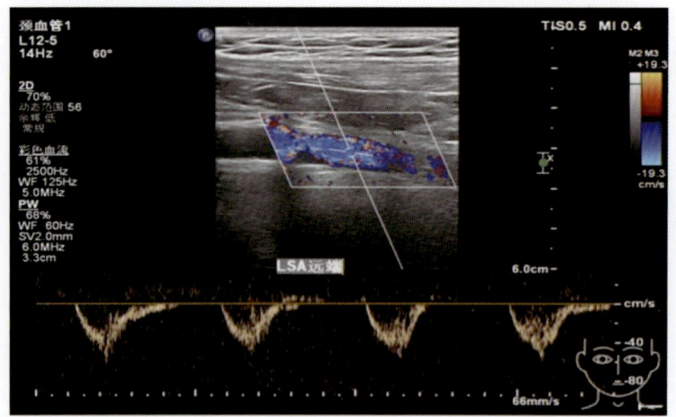

图 7-47　远段内径正常，流速减低为 48cm/s，频谱形态改变，峰时后延

【病例 3】老年男性，冠心病 10^+ 年，高血压 8^+ 年，行颈动脉超声检查，颈动脉超声提示：左侧锁骨下动脉狭窄（起始段：70%～99%）；左侧锁骨下动脉盗血（部分型）（图 7-48～图 7-51）。

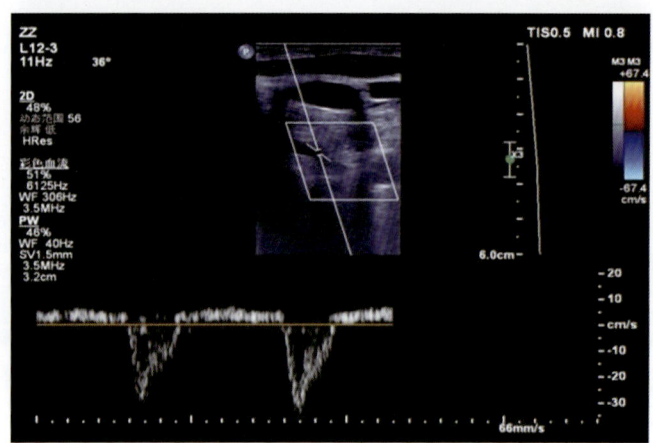

图 7-48　左侧椎动脉流速正常，频谱形态改变、收缩期血流方向反向

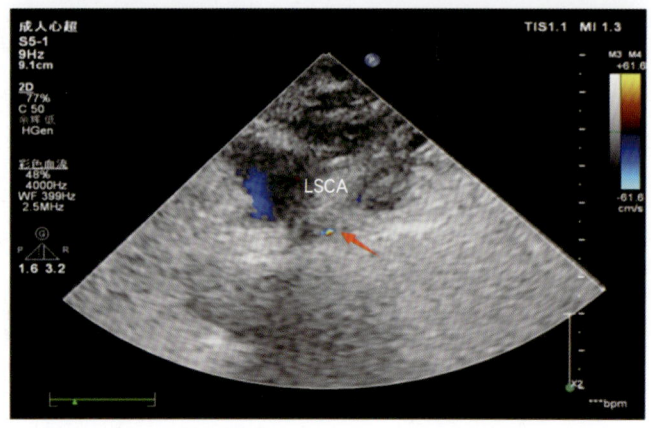

图 7-49　红色箭头示左侧锁骨下动脉起始处管腔内探及不均质回声充填，CDFI：内探及五彩镶嵌样血流信号

第 7 章 颈动脉常见疾病的临床诊断经验

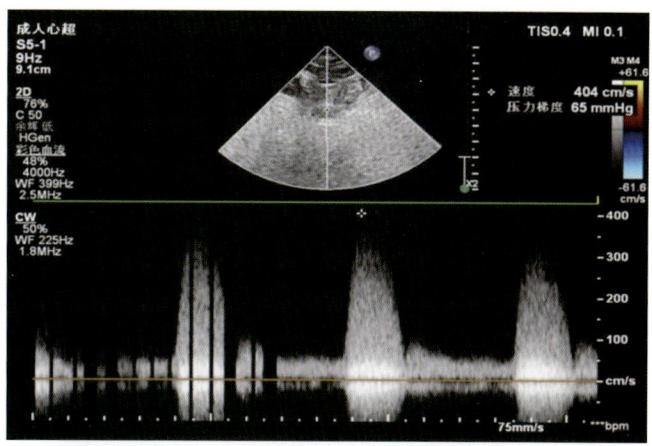

图 7-50　测得 V_s 升高为 404cm/s

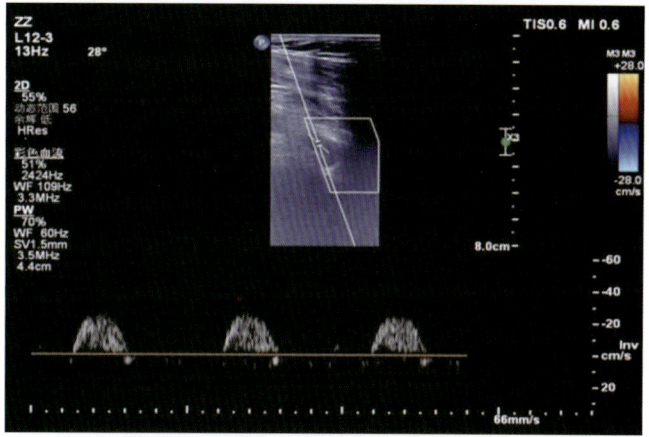

图 7-51　狭窄远段流速减低，频谱形态改变，峰时后延

【病例 4】老年男性，以急性上消化道出血入院，行常规颈动脉超声检查，超声提示：左侧锁骨下动脉狭窄（起始段：70%～99%）；左侧锁骨下动脉盗血（完全型）（图 7-52～图 7-55）。

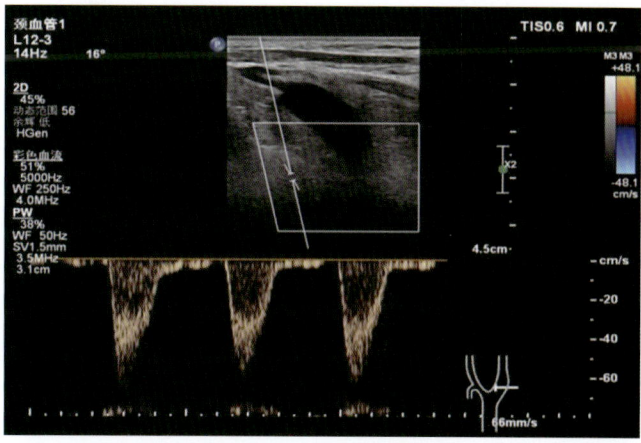

图 7-52　左侧椎动脉流速正常，频谱形态改变、血流方向完全逆转

83

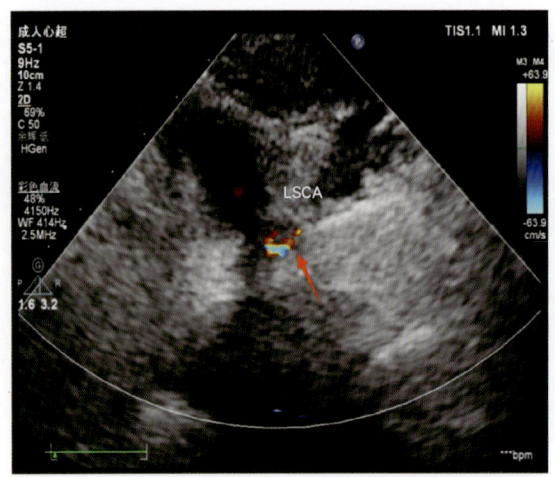

图 7-53　红色箭头示左侧锁骨下动脉起始处管腔内探及不均回声充填，CDFI 探及五彩镶嵌样血流信号

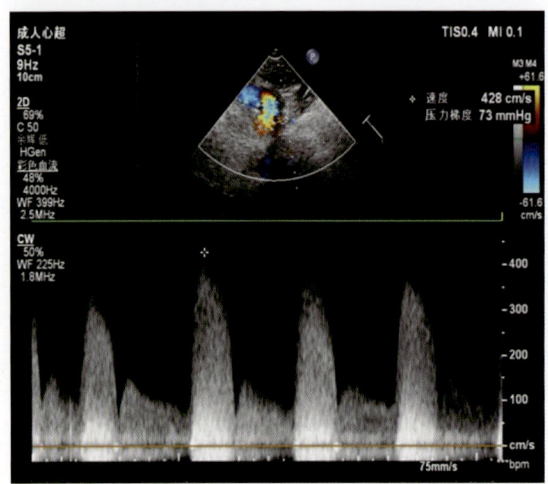

图 7-54　狭窄处 V_s 升高为 428cm/s

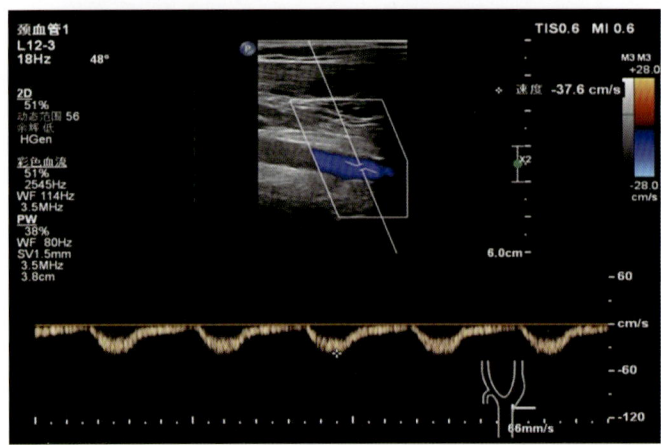

图 7-55　狭窄远段频谱形态改变，呈低速低搏动型改变

【总结】锁骨下动脉盗血通路除了 VA-VA 路径，还包括 PCA-BA-VA 和 OcciA-VA 路径，具体表现为大脑后动脉→基底动脉→患侧椎动脉→患侧锁骨下动脉远端，患侧颈外动脉分支枕动脉→患侧枕动脉与椎动脉吻合支→患侧椎动脉→患侧锁骨下动脉远端。不同部位的梗阻可以产生不同的"盗血"方式，异常血流的流量和方向取决于椎动脉颅内段的解剖正常与否、梗阻的部位及程度等。在对锁骨下动脉狭窄闭塞性病变的评估中，不仅要关注狭窄闭塞处的病变，还需要关注其远段（如锁骨下动脉远段，甚至腋动脉、桡动脉等）的血流动力学变化。狭窄远段的流速及频谱改变可有助于评估狭窄程度。

六、颈动脉支架术后超声评估

【病例 1】老年男性，1⁺ 年前行右侧颈动脉支架置入手术（图 7-56～图 7-59）。

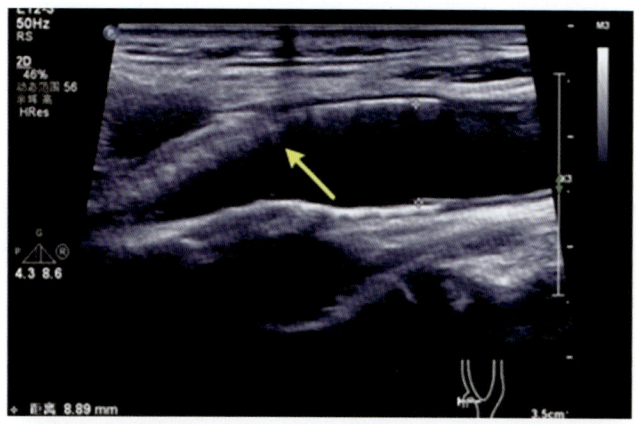

图 7-56 右侧颈总动脉远段至颈内动脉近段管腔内探及网状结构高回声（支架）

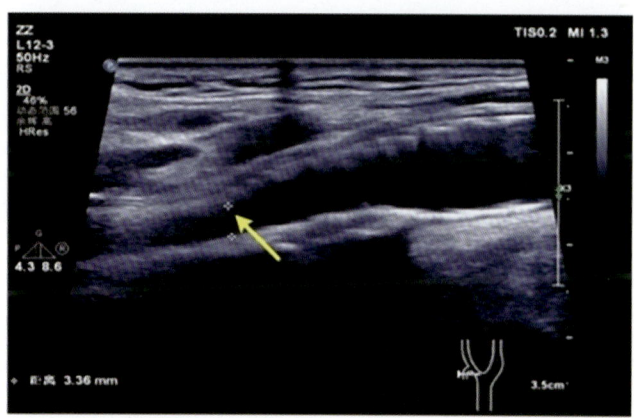

图 7-57 支架近段（位于颈总动脉远段）内径 8.9mm，支架中段（位于颈动脉球部）内径 7.0mm，支架远段（位于颈内动脉近段）内径 3.5mm

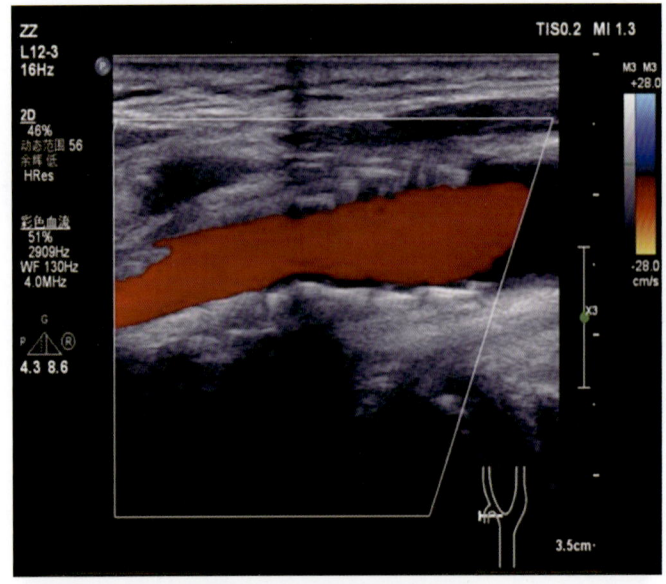

图 7-58 支架内血流通畅

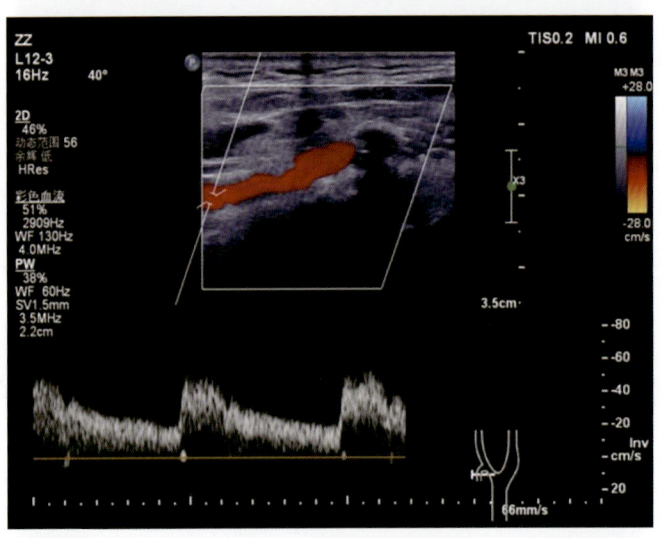

图 7-59 支架内流速正常

【总结】目前，国内治疗颈动脉狭窄的手术方式主要有两种：颈动脉内膜剥脱术（carotid endarterectomy，CEA）和颈动脉支架术（carotid artery stenting，CAS）。目前，大量的研究显示，这两种手术方式都是安全可靠的。医师会根据患者的具体情况来决定选择某一种手术方式。CAS 通过穿刺大腿根部的股总动脉，沿着动脉将一根导管送入颈动脉，然后再从这根导管里在颈动脉狭窄的部位置入支架，撑开狭窄的地方，从而达到微创治疗的目的。颈动脉支架置入术后随访：灰阶超声图像显示颈动脉支架呈网格状强回声；彩色多普勒显示支架内的血流及充盈状况；脉冲多普勒检测血流速度，判断管腔是否有狭窄存在。

1. 颈动脉支架主要适应证

(1) 症状性患者，在过去 6 个月内有过非致残性缺血性脑卒中或一过性脑缺血症状 (TIA，包括大脑半球事件或一过性单眼黑矇) 的低中危外科手术风险患者，通过无创性成像或血管造影显示同侧颈动脉狭窄≥ 50%，预期围手术期脑卒中或死亡率< 6%。

(2) 无症状患者，通过无创性成像或血管造影发现同侧颈内动脉直径狭窄≥ 70%。

(3) 颈部解剖不利于行颈动脉内膜剥脱术的患者。

(4) 颈动脉支架术后再狭窄，症状性或无症状性狭窄＞ 70% 的患者。

(5) 存在对侧颈动脉重度狭窄或闭塞、串联病变、颈动脉夹层、假性动脉瘤等情况的患者。

(6) 急诊患者，如急性颈动脉夹层、假性动脉瘤等。

2. 颈动脉支架术后超声评估

(1) 术后 1 周内评估支架的位置、长度和类型；记录颈动脉支架近、中、远段内径及对应的血流速度，支架以远颈内动脉远段走行情况、流速及频谱形态，记录残余狭窄率。

(2) 术后 3 个月、6 个月、12 个月复检，以后每 12 个月复检 1 次，以评估支架的通畅性、再狭窄率和远期疗效。

颈动脉狭窄会明显增加患者的脑卒中风险，而通常并不引起症状，很容易被忽视，所以要重视体检筛查。如果体检发现颈动脉有斑块，也不要过分害怕，可以根据具体情况选择合适的方式处理或者治疗。

【病例 2】老年男性，3⁺年前行左侧颈动脉支架置入术，超声提示左侧颈动脉支架术后内膜增生 (图 7-60)。

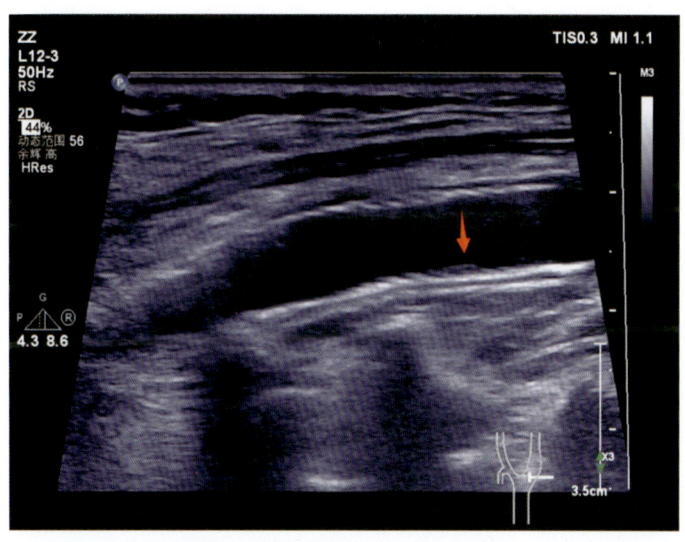

图 7-60 红色箭头示支架近心端后壁可见增厚的内膜回声，厚 1.3 ～ 1.5mm

【病例 3】老年男性，头晕伴短暂意识障碍一次后 1⁺天，3⁺年前行左颈动脉＋左侧椎动脉支架置入手术，左侧颈动脉支架术后再狭窄 (图 7-61 ～图 7-65)。

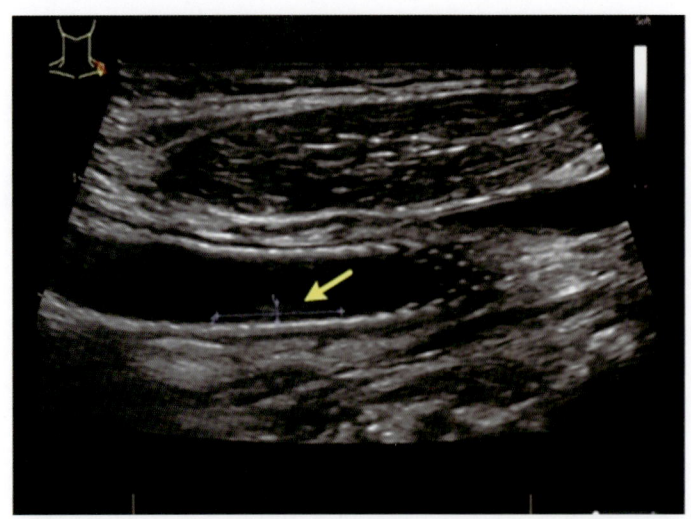

图 7-61　左侧颈总动脉支架处近段后壁探及大小约 12.4mm×1.5mm 的低回声扁平斑块

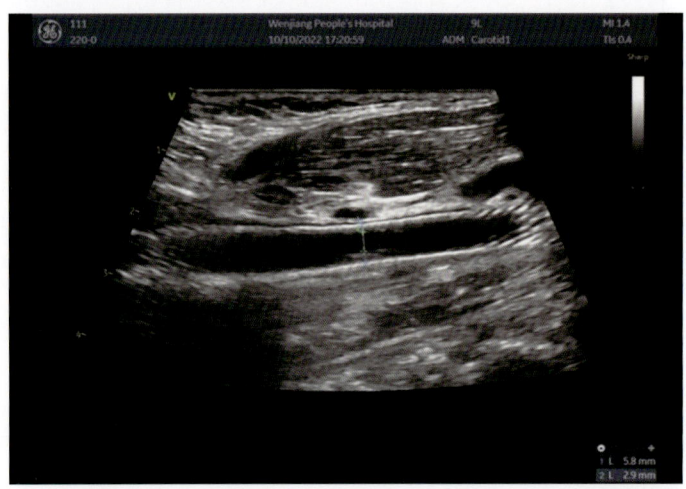

图 7-62　斑块致该处管腔变细，残余管腔约 2.9mm；原始管腔约 5.8mm

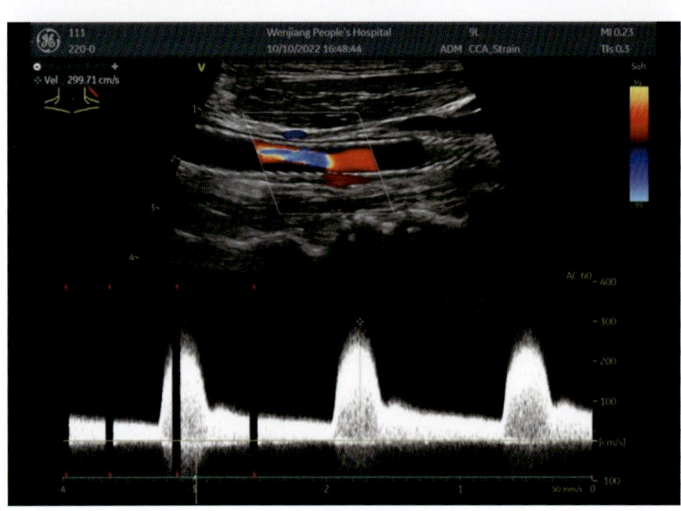

图 7-63　狭窄处流速升高为 290cm/s

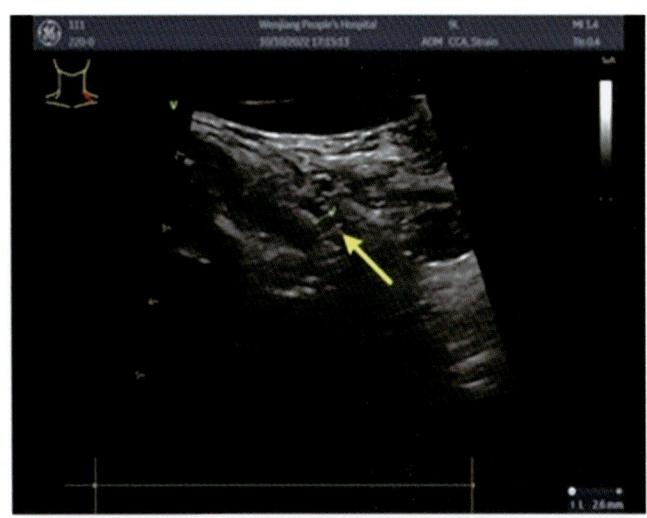

图 7-64　左侧椎动脉支架术后

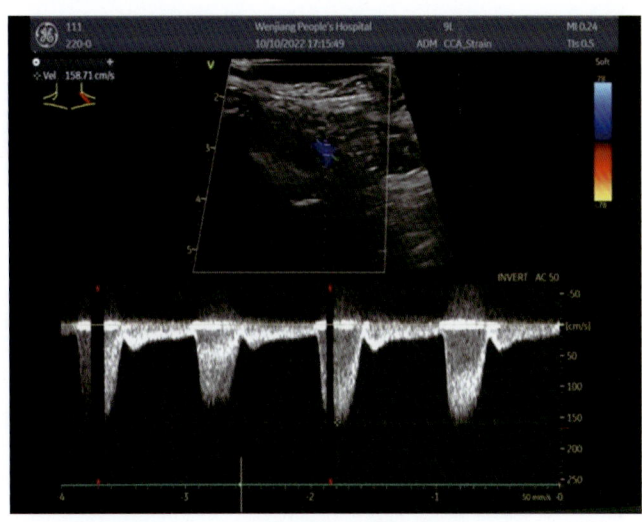

图 7-65　左侧椎动脉支架术后血流通畅

【总结】颈动脉支架置入术后一般应进行抗血小板治疗。在置入普通支架 3～5 年后仍会出现内膜增生，导致支架再狭窄。患者需要在术后 1 个月、3 个月、6 个月及以后每 6 个月进行随访，根据情况予以颈动脉超声或 CTA 或者 DSA 等检查评估血管情况。即使颈动脉支架术后的患者，也要控制好可引发脑卒中的危险因素。目前椎动脉支架治疗推荐意见：症状性椎动脉颅外段动脉狭窄≥50% 的患者，若药物治疗无效，可考虑血管内治疗。非症状性椎动脉颅外段高度狭窄≥70% 的患者，若狭窄进行性加重，可考虑血管内介入治疗。非症状性椎动脉颅外段高度狭窄≥70% 的患者，若伴有对侧椎动脉先天发育不良或缺如，可考虑血管内介入治疗。因支架内膜的增生和支架内附壁血栓的机化、血管壁的急慢性炎症导致血管内膜增生等，容易出现支架后血管再狭窄。药物支架在一定程度上可降低再狭窄的风险。此外，术后还需要规范控制脑血管病的危险因素，规范使用抗血小板、稳定斑块等的药物，戒烟戒酒，定期复查。

七、其他导致颈动脉狭窄或闭塞的常见疾病

【病例1】女,51岁,2021年2月于我院常规体检。颈动脉超声提示:双侧颈总动脉、锁骨下动脉管壁弥漫性增厚,符合大动脉炎性改变(图7-66~图7-69)。

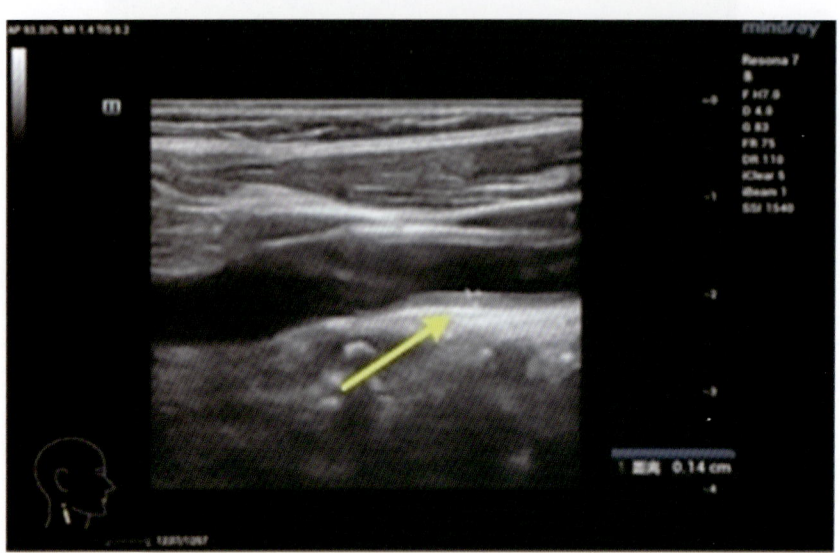

图7-66 右侧颈总动脉管壁弥漫性增厚

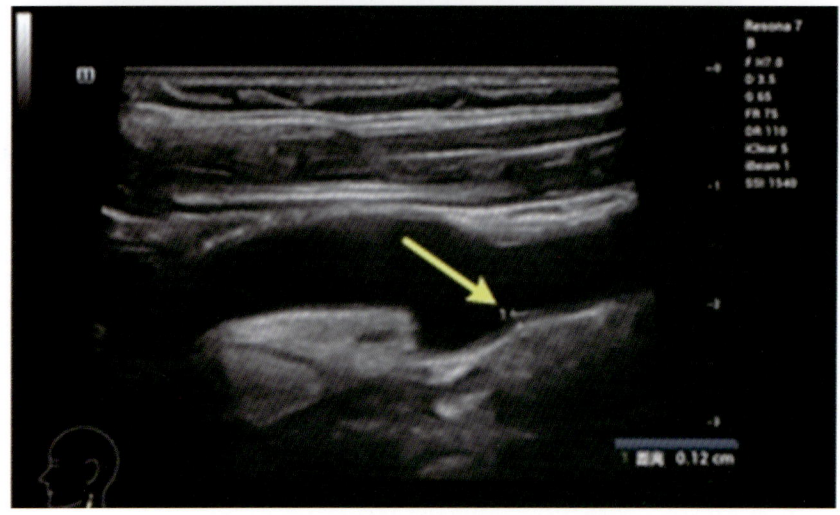

图7-67 左侧颈总动脉管壁弥漫性增厚

第 7 章 颈动脉常见疾病的临床诊断经验

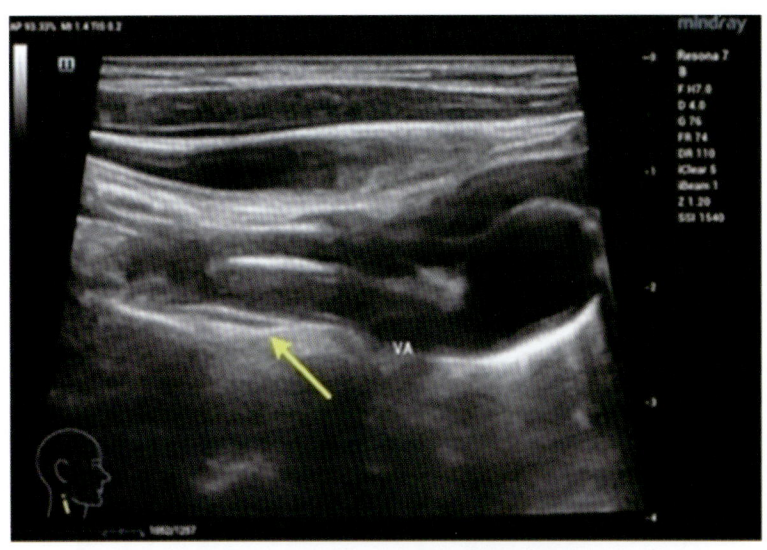

图 7-68 锁骨下动脉管壁弥漫性增厚

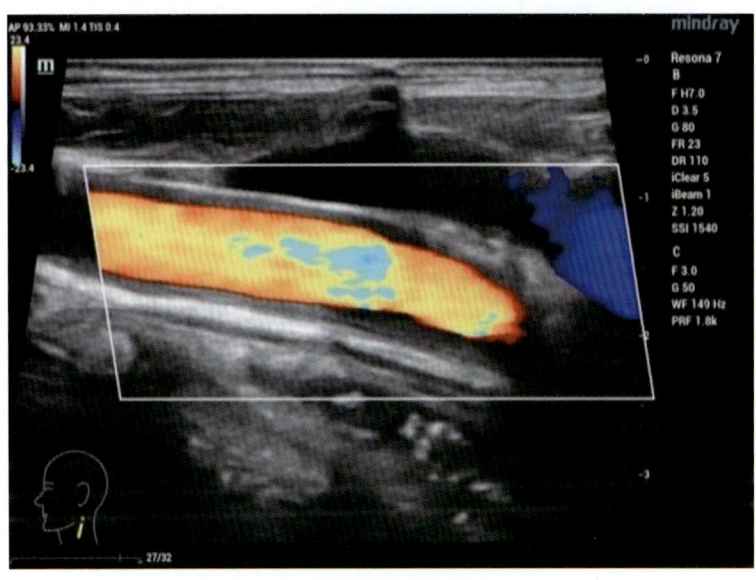

图 7-69 颈总动脉血流充盈良好

【总结】随访患者在上级医院就诊，诊断结果为大动脉炎（头臂动脉型：Ⅰ型）。多发性大动脉炎是一种主要累及主动脉及其重要分支的慢性非特异性炎症，导致节段性动脉管腔狭窄以致闭塞。亚洲国家和地区发病率高，多见于青年女性，早期临床表现多样化而无特征性，仅表现为乏力、低热、关节肌肉酸痛等症状，因此多数患者就诊时已处于以血管狭窄、组织缺血症状为主要临床表现的慢性期，常以心、脑、肾等器官受累为主。根据大动脉炎（TA）受累血管部位的不同，可将其分为 5 种类型。①头臂型：该型累及血管为颈总动脉、锁骨下动脉及无名动脉，以左锁骨下动脉最常见。②肾动脉型：主要累及肾动脉，引起肾动脉狭窄及闭塞。③胸腹主动脉型：主要累及左锁骨下动脉以下的降主动脉及腹主动脉。④混合型：同时累及上述两种类型以上的病变。⑤肺动脉型：常与以上几种类型共存，病变累及肺动脉。本病主要与动脉粥样硬化鉴别：大动脉炎发病年龄较动脉粥样硬化早，并且大动脉炎患者多为女性。另外，大动脉炎也大多没有动脉粥样硬化相关的危险因素，如高脂血症、糖尿病、吸烟等。大动脉炎多为累及血管开口或近端的弥漫性向心性病变，病变处与非病变处分界清晰，无钙化，而动脉粥样硬化则以钙化斑块为主。

【病例2】男，51岁，颈肩部疼痛伴活动受限1⁺周，加重2⁺天。颈动脉超声提示右侧颈内动脉闭塞（考虑肌纤维发育不良）（图7-70和图7-71）。

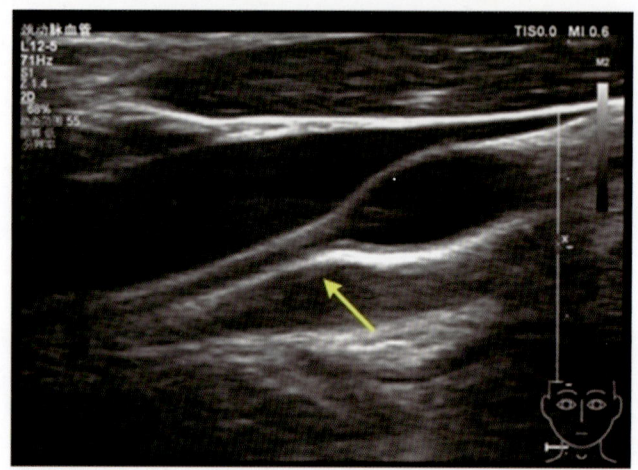

图7-70　右侧颈内动脉管腔明显变细，管腔内探及不均质回声充填

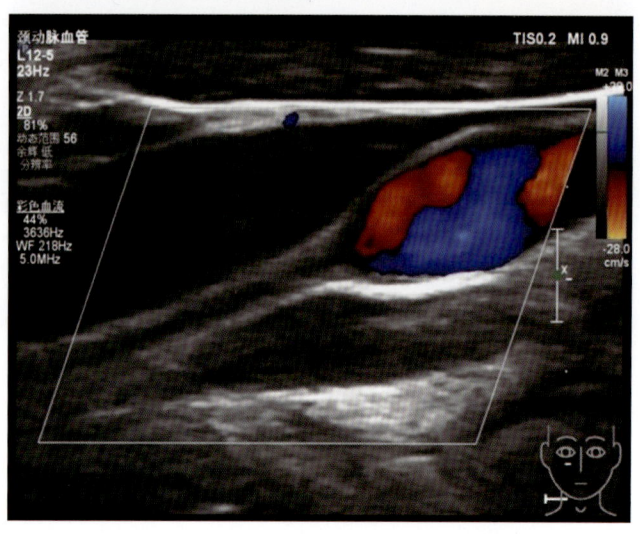

图7-71　CDFI 此处未见明显血流信号

【病例3】老年女性，因冠心病4⁺余年就诊行常规颈动脉超声检查提示右侧肌纤维发育不良（图7-72～图7-74）。

第 7 章 颈动脉常见疾病的临床诊断经验

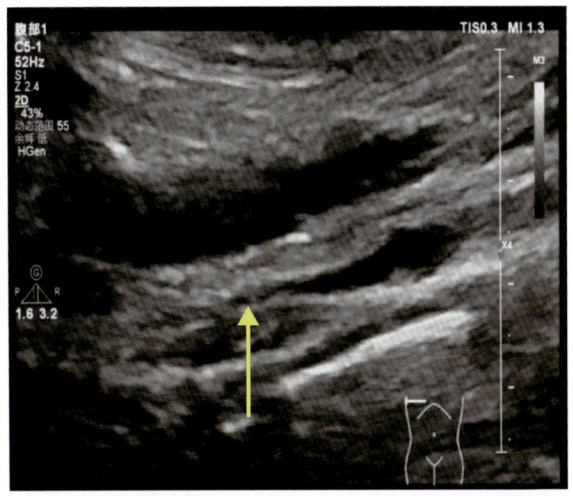

图 7-72 右侧颈内动脉纤细，管径变窄，管腔内透声差

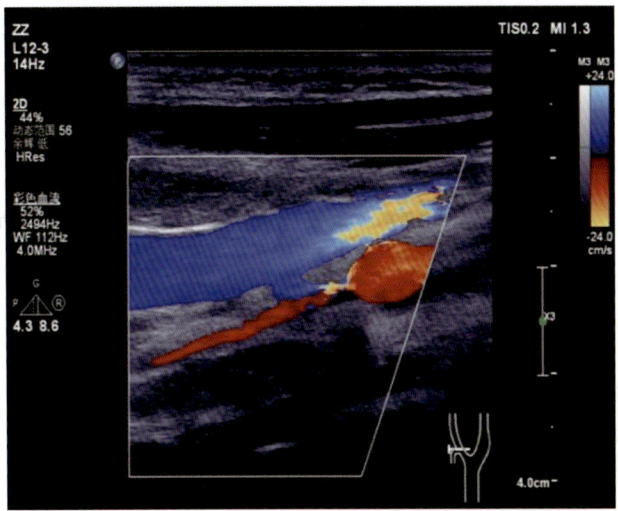

图 7-73 CDFI 见右侧颈内动脉内探及细条状血流信号

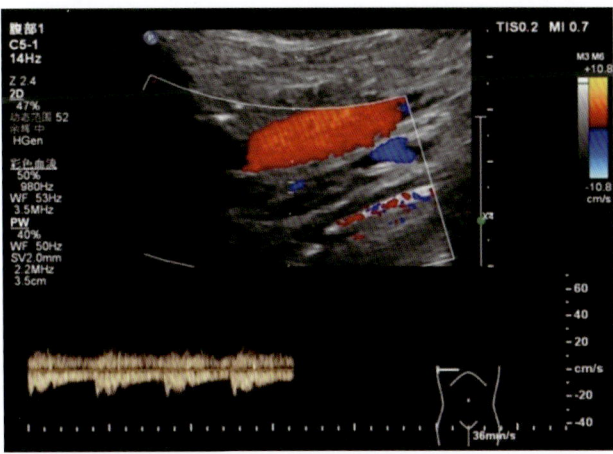

图 7-74 右侧颈内动脉流速减低

【总结】病例 3 中，随访患者 5 年前于上级医院诊断为右侧颈内动脉狭窄，病因为肌纤维发育不良。肌纤维发育不良是一种临床极为少见的特发性全身性动脉病变，属于非动脉粥样硬化性、非炎症性平滑肌和弹性组织异常病变，临床表现为缺血性卒中、短暂性脑缺血发作。目前病因不明，可能与感染、吸烟、高血压、自身免疫反应、激素水平、遗传等因素有关，也可能与胶原组织基因突变或 α_1-抗胰蛋白酶缺乏有关。相关文献报道显示吸烟和长期高血压可使肌纤维发育不良发病率增加。该疾病在年轻女性中最常见，通常在 30～50 岁确诊，累及颈动脉、肾动脉和内脏动脉等中型动脉。颅内动脉好发部位为颈内动脉枢椎水平，常发生于颈内动脉（ICA），通常为双侧。DSA 为诊断金标准，Kincaid 等于 1968 年根据血管造影表现提出 FMD 影像学分型。①多病灶型：受累动脉呈"串珠样"改变。②单病灶型：受累动脉狭窄且长度＜1cm，仅有一处病灶。③管状型：仅有一处病灶，受累动脉长度＞1cm，呈向心性狭窄。④混合型：含最少 2 种类型。

超声检查对于诊断纤维肌发育不良有重要的提示价值。典型的肌纤维发育不良在累及较大或较表浅的血管时，利用二维超声可以显示管腔的"串珠样"改变。超声表现分为以下类型：Ⅰ型，受累血管管腔狭窄与扩张交替出现，形成典型的"串珠样"改变，此为肌纤维发育不良中膜受损的特征性改变，该型最为常见；Ⅱ型，为管状狭长型，多见于肌纤维发育不良内膜受损；Ⅲ型，损害发生在血管壁外侧，为外膜受损表现，表现为囊状动脉瘤。

肌纤维发育不良目前尚无特效的治疗方法，对于发生短暂性脑缺血发作或缺血性卒中的患者，应用抗血小板或抗凝药物治疗有效；对于病变局限、血管狭窄严重的患者，可施行血管成形术或支架置入术；合并颅内动脉瘤的患者，可行支架置入术辅助动脉瘤栓塞术。

导致颈动脉狭窄或闭塞的常见疾病的鉴别诊断见表 7-4。

表 7-4 导致颈动脉狭窄或闭塞的常见病鉴别诊断

疾病	临床表现	应用及评估
颅内动脉粥样硬化斑块	血脂异常、高血压、糖尿病等基础疾病	超声：局灶偏心管壁增厚 高分辨力磁共振：不均匀增强
血管炎	血管炎相关抗体阳性，较少见，女性多见	超声：多血管累及，环形管壁向心性增厚 高分辨力磁共振：均匀增强
动脉夹层	高血压和动脉硬化改变是主动脉夹层形成的主因，起病急，症状明显	超声：壁内血肿、双腔征、内膜瓣
烟雾病	少见，病因不明，脑底异常血管网症，影像诊断特异性强	DSA：颅底许多密集成堆的毛细血管影，似吸烟时吐出的烟雾，高分辨力磁共振动脉狭窄表现为动脉腔的缩小或消失

【病例 4】老年女性，头痛半日来院就诊，行颈动脉超声检查提示左侧椎动脉转颈试验阳性（图 7-75 和图 7-76）。

第 7 章 颈动脉常见疾病的临床诊断经验

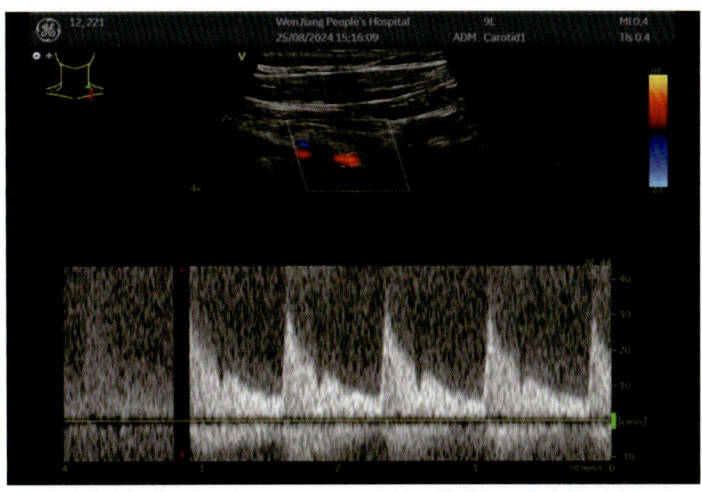

图 7-75 左侧椎动脉未转颈时 V_2 段流速及频谱形态正常

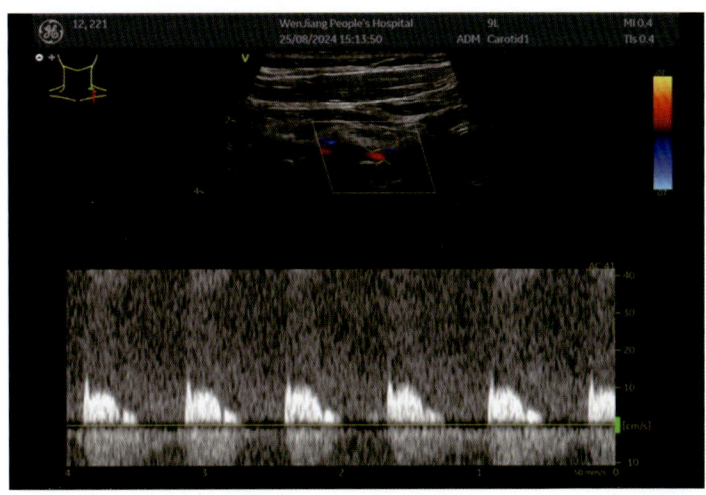

图 7-76 嘱患者向右转颈时 V_2 段流速减低为 16cm/s，阻力指数增高

【总结】我们身边偶尔会出现这样的患者，他们在转头或者屈伸颈部时会出现头晕、眩晕症状。此时，我们一定要警惕这样一种疾病：旋转性椎动脉闭塞综合征，又称猎人弓综合征（bow hunter's syndrome，BHS）。这是因为转动头部时椎动脉受到扭曲，加重了椎-基底动脉供血不足，当头部停止转动，症状亦随即消失。转颈试验阳性，即转颈后 V_2 段频谱表现为小脑后下动脉分支前闭塞特征；收缩期血流减低，舒张期血流缺失。旋转性椎动脉闭塞综合征，可能与椎动脉受周围组织的压迫（如颈椎骨质增生、椎间盘突出、横突孔狭窄、寰枢椎错位、椎体不稳、颈部占位等）有关，受压部位多位于 V_3 段（C_1～C_2 段水平）。本病例患者后续进行了颈椎磁共振检查，提示颈椎骨质增生。从目前的文献来看，本病更多发生于男性，并且随着年龄的增长，很多病例的症状会加重。很多文献和专著中，也把这类问题称为颈性眩晕、颈性头晕或椎动脉型颈椎病。对于伴有眩晕、头痛等非特异性症状的患者，特别是伴有椎动脉走行异常者，行椎动脉超声检查时，应常规比较转颈前后的血流参数的改变。在正常体位下，所有的检查结果都可能是阴性的，但在旋转体位时，血

流动力学会出现不同的改变。血管超声显示的节段性血流频谱改变,可以为 BHS 提供有价值的信息;正常体位时,椎动脉管径、血流速度及频谱形态均正常;当头部水平旋转＞45°时,受压段可出现管径变窄、血流速度增快,受压前段呈单峰频率,受压后段呈低速低阻改变("小慢波");体位恢复时,各项血流参数恢复正常。

八、颈部静脉常见疾病的超声诊断

颈静脉血栓与静脉穿刺有关,近来发现部分颈静脉血栓与肿瘤的发生有关。因此,发现颈静脉血栓时应警惕肿瘤的发生。其临床表现为颈部肿胀、疼痛等。

颈内静脉血栓的灰阶超声表现为颈内静脉不同程度地增宽,管腔内探及低回声、等回声或不均质回声充填,探头不能完全被压瘪。如血栓机化,则呈不均匀增强回声。彩色多普勒超声则根据栓塞程度的不同,表现为血流信号充盈缺损或消失。当静脉完全栓塞时,脉冲多普勒超声不能测及血流频谱;当静脉不完全栓塞时,因血栓致局部管腔狭窄,脉冲多普勒超声可测及狭窄处的高速血流频谱。颈内静脉血栓需要与颈内静脉癌栓、颈部静脉原发性肿瘤进行鉴别,必要时可结合超声造影等检查进行鉴别。

1. **颈部静脉癌栓** 瘤栓(癌栓),是指血管腔内的继发于恶性肿瘤的肿块。颈内静脉瘤栓多继发于头颈部恶性肿瘤。一侧颈内静脉瘤栓形成时,血流由同侧颈部浅静脉或对侧静脉系统回流,血液回流障碍相关症状不明显;若瘤栓由颈内静脉延伸至上腔静脉,则会血液回流障碍,表现为:①颈内静脉增宽,管腔内实性组织充填,与管壁分界不清;②肿块内可见血流信号;③相应的血液回流障碍表现;④彩色多普勒超声是一种用声波检查血管的技术,它能显示血管里是否有瘤栓,以及瘤栓的形状和大小。与血栓鉴别:血栓内无血流信号、与管壁分界清楚,超声造影诊断价值高,可出现上腔静脉综合征。颈内静脉癌栓的超声表现为颈内静脉内低回声团块,内部可见彩色血流信号,诊断需要肿瘤病史支持。

2. **颈部静脉原发性肿瘤** 颈部静脉原发性肿瘤中,一种较为罕见的类型是颈静脉球瘤(juvenile nasopharyngeal angioma,JNA),也称为颈静脉球体瘤。本病罕见,主要类型包括平滑肌肉瘤和血管肉瘤等,其中以平滑肌肉瘤较为多见。这种肿瘤起源于颈静脉球区的化学感受器球体,通常发生于成年人,尤其是 50～60 岁的人群。颈静脉球瘤的临床表现可能包括搏动性耳鸣、听力下降以及进行性的语言障碍等。影像学检查,MRI 对颈静脉球瘤的显示非常有帮助,肿瘤内的血管流空现象,即所谓的"椒盐征",是 MRI 的特征性表现。颈内静脉原发性肿瘤的超声表现与癌栓类似,常规超声鉴别较困难。详细的病史询问以及增强影像,如超声造影,有助于鉴别。

【病例1】老年男性结肠肿瘤患者,右侧颈内静脉置管术后,颈部静脉超声提示右侧颈内静脉置管术后血栓形成(图 7-77～图 7-79)。

第 7 章　颈动脉常见疾病的临床诊断经验

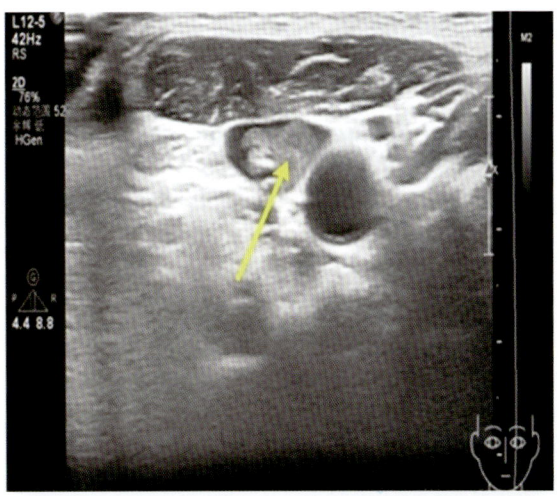

图 7-77　横切面：右侧颈内静脉导管壁上探及低弱回声附着

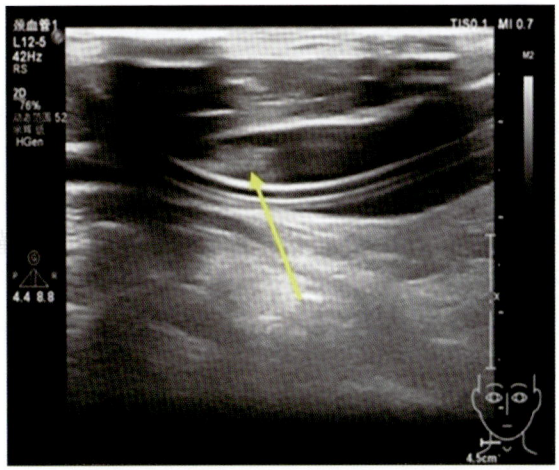

图 7-78　纵切面：右侧颈内静脉导管壁上探及低弱回声附着

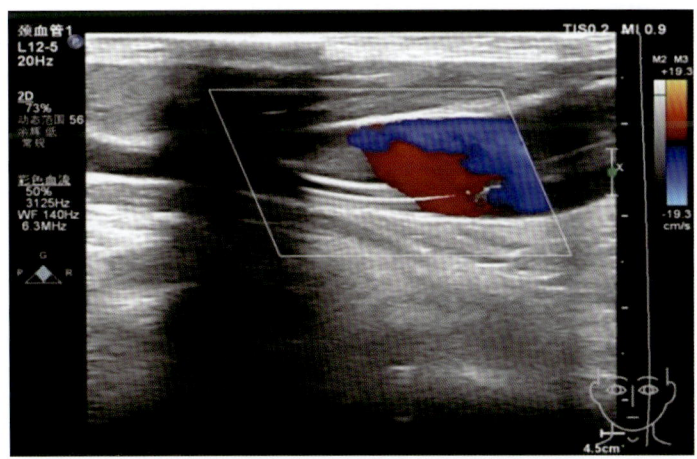

图 7-79　CDFI 血流信号在此处充盈缺损

【病例2】中年女性，因腹痛入院，行颈部静脉超声检查，超声提示右侧颈内静脉血栓形成（图7-80和图7-81）。

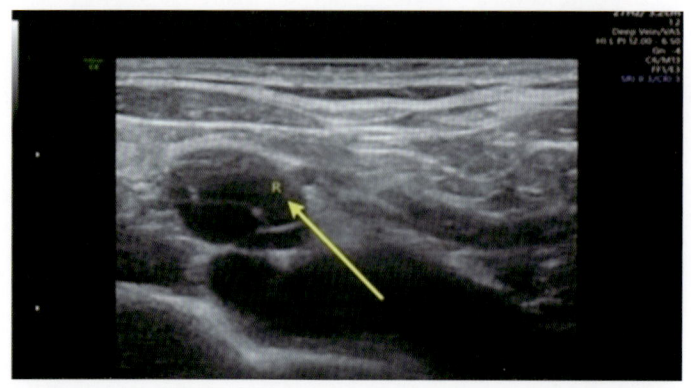

图7-80 横切面：右侧颈内静脉管腔内探及一低弱回声带

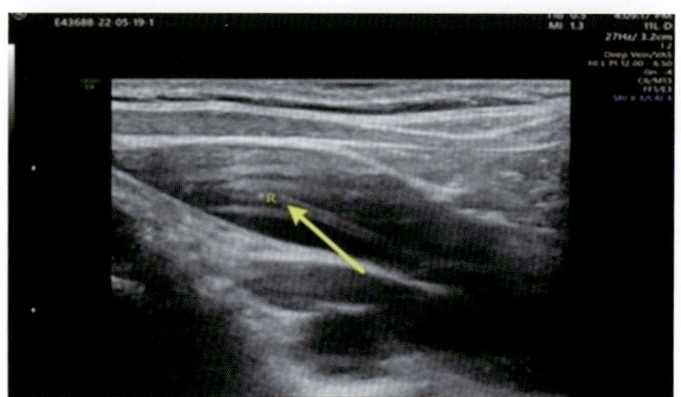

图7-81 纵切面：右侧颈内静脉管腔内探及一低弱回声带

【病例3】老年女性，因颈部不适就诊，行颈部静脉超声检查，超声提示左侧颈内静脉血栓形成（图7-82和图7-83）。

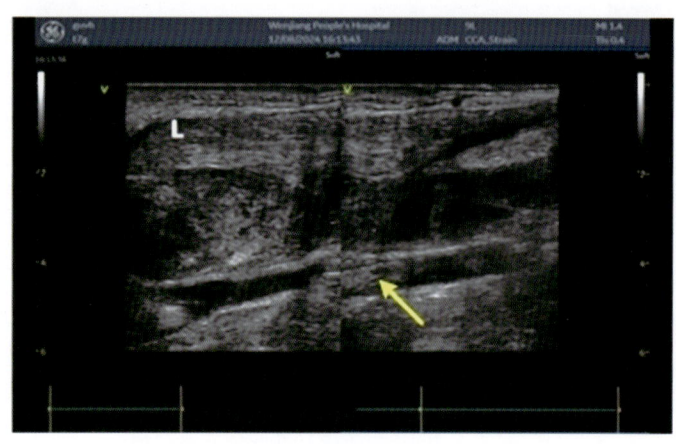

图7-82 左侧颈内静脉可见低弱回声充填

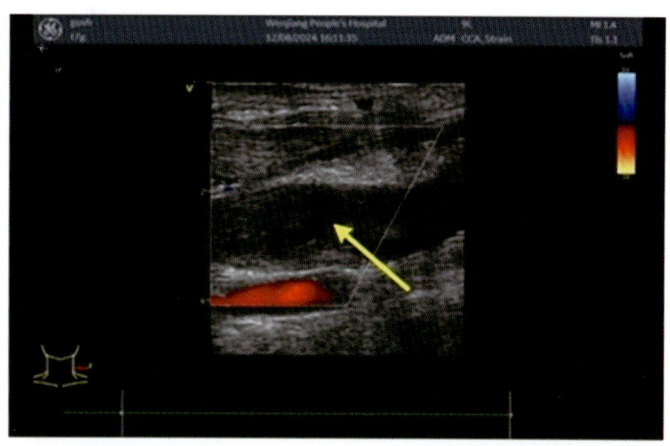

图 7-83　CDFI 示其内未见明显血流信号充填

【总结】深静脉穿刺置管术是临床上常见的有创操作，广泛运用于中心静脉压监测、血液透析等领域。但因为此项操作有创，可能会出现很多并发症，尤其是当目标血管内有解剖异常，特别是已存在血栓时，穿刺过程中可能出现严重并发症，直接威胁患者生命。因此，在穿刺前对患者进行全面的评估和体检十分必要。若条件允许，建议对目标血管进行超声等影像学检查，明确其血流通畅情况。了解个体的解剖异常，可以有效地避免穿刺失败或严重并发症的发生。颈内静脉置管后形成血栓是最常见的病因，但是也有不明原因形成血栓的报道。颈内静脉血栓临床表现差别较大，可表现为颈部不适、发热、肿块等，缺乏特异性，因此颈内静脉血栓的诊断主要依赖影像学检查。超声作为首选的影像学检查方法，具有较高的灵敏度和特异度，并可动态观察其变化，了解其转归。

颈内静脉扩张症（internal jugular vein dilatation）是一种临床上较少见的疾病，是指颈内静脉呈囊状扩张，其病因主要是颈内静脉管壁内弹性纤维弹性降低或弹性纤维断裂。颈静脉扩张分为原发性和继发性。继发性颈静脉扩张是指由颈胸部创伤、炎症、颈内或上腔静脉血栓形成、纵隔肿瘤所致的颈静脉扩张；而原发性颈静脉扩张病因不明。颈内静脉扩张症临床上常见，而先天性颈静脉囊状扩张、颈静脉瘤则是血管外科的少见病。

临床表现：颈静脉扩张症可发生在任何年龄，而颈内静脉扩张以儿童多见，颈外静脉扩张以中青年女性多见。患者可无明显临床症状，或仅有头颈部胀痛不适、耳鸣等症状。主要表现为颈部隆起性包块，以右侧颈内静脉扩张最多见，也可累及双侧颈内静脉。局部无搏动、无震颤、无血管杂音，皮肤可正常或呈浅蓝色。当增加胸腔内压，如咳嗽、Valsalva 动作、哭闹时，包块明显变大；平卧或局部加压时，包块缩小或消失。包块质软，压迫其远心端屏气时仍可见包块，压迫其近心端屏气时包块消失。

超声图像：①灰阶超声。颈静脉呈局限性或弥漫性囊状扩张，病变部位多见于颈内静脉近段，颈静脉远段内径可正常。颈静脉管壁界限清晰，内膜光滑，管腔内为无回声。当增加胸腔内压，如咳嗽、Valsalva 动作、哭闹、大声说话时，管径明显扩张。扩张的内径大于邻近病变部位正常血管内径的 1.5 倍以上时，即可诊断该病。检查中应注意观察管腔内有无血栓形成，并进行双侧对照。②彩色多普勒。颈内静脉扩张处充填低速血流，表现为红蓝相间。当增加胸腔内压时，可见随着局部静脉的明显扩张，血流色彩变暗，甚至有局部血流信号消失；施压于扩张处，可见其发生形变，其内彩色血流色彩变亮。③脉冲多普勒频谱提示扩张的颈内静脉频谱呈平稳低速负向双峰型，流速一般低于 0.1m/s。

【病例4】老年女性，因颈部包块就诊，行颈部静脉超声检查，超声提示右侧颈内静脉扩张（图 7-84 和图 7-85）。

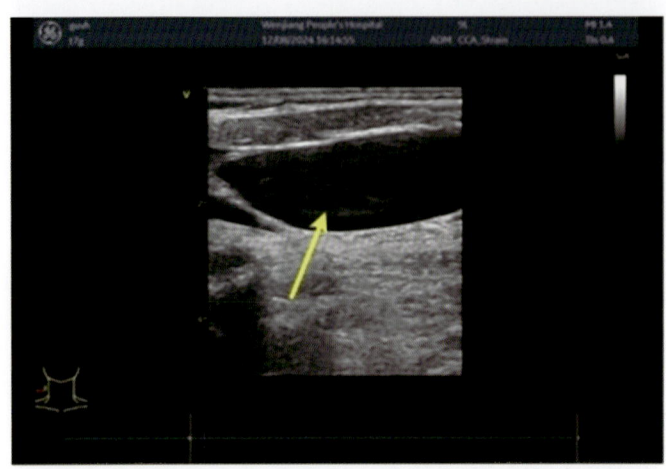

图 7-84　右侧颈内静脉内径增宽，呈囊样扩张，管腔内血流缓慢，可见红细胞自发显影

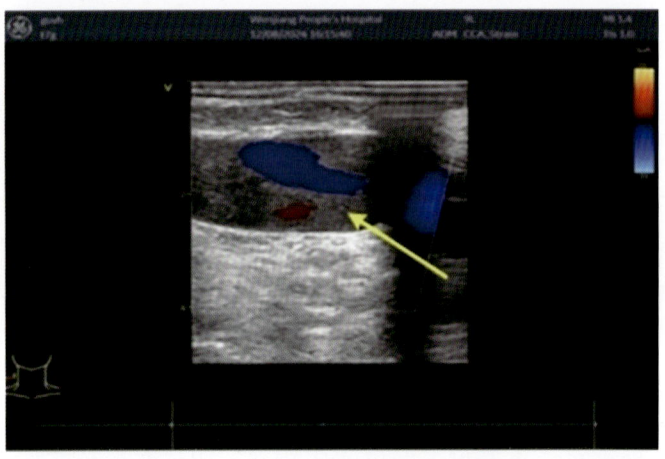

图 7-85　动态观察，当增加胸腔内压时，可见随着局部静脉的明显扩张，血流色彩变暗甚至有局部血流信号消失

【总结】颈静脉扩张是指颈静脉系统，包括颈内、颈外、颈前、颈后静脉的囊状或梭形扩张，这可能是生理性因素导致的，也可能与先天发育不良、静脉血栓、右心衰竭以及上腔静脉综合征等因素有关。建议及时就诊，由医师明确病因。

（1）先天发育不良：颈内静脉因先天性静脉瓣发育不良，如狭窄、闭塞等，导致静脉血回流受阻，可引起颈静脉扩张。

（2）生理性因素：身体消瘦。

（3）静脉血栓：长时间深静脉置管或存在外伤等因素，易导致静脉血栓形成。

（4）上腔静脉综合征：如果胸腔内的肿瘤压迫静脉，导致血液回流受阻，同样可引起颈静脉扩张。除上述常见情况外，心包积液等也可能会出现这种表现。此时，应尽快前往医院的血管外科、心血管内科等科室就诊，配合医师进行检查及治疗。

彩超检查为其首选检查方法。超声诊断颈部静脉扩张的依据：①局部颈静脉呈梭形扩张或者局限性囊状膨大，多见于颈内静脉近心端。②其扩张内径均大于邻近病变部位正常血管内径的 1.5 倍以上，彩色多普勒血流显示为低速涡流。③压迫局部，扩张的管径变小甚至消失，增加胸腔内压时扩张的管径明显增宽，包块明显变大。本病为颈部非实质性肿物，易与颈部实性肿块鉴别，如颈部淋巴结肿瘤及炎性肿块，彩色多普勒表现为：膨大处血流信号暗淡，呈红蓝相间的旋流，但血流通畅，无充盈缺损。其余颈部静脉如锁骨下静脉、头臂静脉、上腔静脉内血流充盈良好，无狭窄、中断等。

（赵津艺　张文军　李　蔚　何金梅　廖明娇　彭　熠）

参 考 文 献

陈静, 韩越, 练丹, 等, 2019. 颈动脉超声指标在脑卒中高危人群筛查中的应用价值及脑卒中危险因素分析[J]. 重庆医科大学学报, 44(9): 1216-1219.

国家卫生计生委脑卒中防治工程委员会, 2015. 中国脑卒中血管超声检查指导规范[J]. 中华医学超声杂志(电子版), 12(8):599-610.

华扬, 2002. 实用颈动脉与颅脑血管超声诊断学[M]. 北京: 科学出版社: 149-154.

华扬, 刘蓓蓓, 凌晨, 等, 2006. 超声检查对颈动脉狭窄 50%～69% 和 70%～99% 诊断准确性的评估[J]. 中国脑血管病杂志, 3(5): 211-218.

贾凌云, 华扬, 唐煜, 等, 2018. 正常人颈内静脉结构和血流动力学的超声评估[J]. 中华超声影像学杂志, 27(12): 1025-1029.

赖惠芳, 梁碧艳, 祝文蕊, 2022. 超声检查颈动脉内中膜厚度及斑块与缺血性脑卒中的相关性分析[J]. 实用医学影像杂志, 23(1): 103-105.

刘蓉, 赵秋霞, 2019. 超声诊断单纯性颈内静脉活动性血栓 1 例及文献复习[J]. 重庆医学, 48(1): 146-147, 150.

吕发勤, 段云友, 王文, 等, 2004. 正常成人颈内静脉的二维超声检测[J]. 中华超声影像学杂志, 13(3): 236-237.

孙雪, 李杰, 李伟, 等, 2019. 脑卒中患者经颅超声造影定量参数分析颈动脉斑块内新生血管与外周血白细胞分类计数及血脂的相关性研究[J]. 中国实用神经疾病杂志, 22(22): 2457-2464.

唐杰, 温朝阳, 2007. 腹部和外周血管彩色多普勒诊断学[M]. 3 版. 北京: 人民卫生出版社.

唐旸烁, 华扬, 2011. 颈动脉支架置入后再狭窄的危险因素及超声评估的研究进展[J]. 中国脑血管病杂志, 8(11): 599-602.

陶安宇, 曾智琳, 陆雅静, 2016. 彩色多普勒超声在诊断颈内静脉置管后血栓形成及评价溶栓疗效中的应用价值[J]. 临床医药文献电子杂志, 3(10): 1946-1947.

杨旭, 石晓花, 王玥, 等, 2020. 血脂谱构成与颈动脉斑块性质演变相关性的临床研究[J]. 中国实验诊断学, 24(2): 215-218.

张立平, 邢建华, 2015. 超声诊断颈内静脉血栓及高危因素分析[J]. 医学影像学杂志, 25(1): 43-45, 48.

中国医师协会超声医师分会, 2011. 血管和浅表器官超声检查指南[M]. 北京: 人民军医出版社.

中国医师协会超声医师分会, 2023. 超声评价颈动脉易损斑块中国专家共识 (2023 版)[J]. 中华超声影像学杂志, 32(8): 645-655.

Amamoto T, Sakata N, Ogata T, et al, 2018. Intra-plaque vessels on contrast-enhanced ultrasound sonography predict carotid plaque histology[J]. Cerebrovascular Diseases, 46(5/6): 265-269.

Dharmasaroja P A, Uransilp N, Watcharakorn A, et al, 2018. Accuracy of carotid duplex criteria in diagnosis of significant carotid stenosis in Asian patients[J]. Journal of Stroke and Cerebrovascular Diseases, 27(3): 778-782.

第8章

超声设备的使用经验

第一节 操作手法教学

一、超声探头的握持姿势

使用超声探头首先要注意握持方向。在探头侧面可以观测到超声探头的 Mark 点（图 8-1），Mark 点应朝向远心端（即远离心脏的方向）。

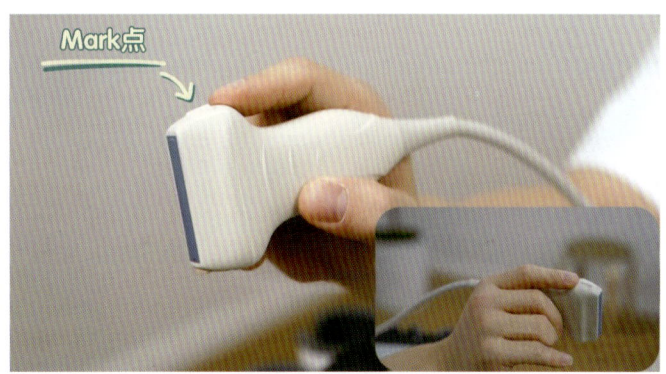

图 8-1 注意正确的探头握持方向

在握持的过程中，要注意的握持姿势的要领（图 8-2）：①找对发力支点；②保障运动平稳；③规范握持姿势；④切勿悬空操作；⑤保证探头与皮肤良好接触。

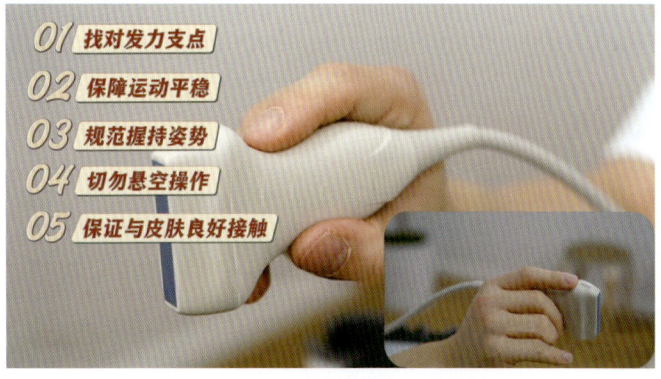

图 8-2 注意探头握持姿势的要领

下面分别介绍每一根手指在探头握持中的发力关键。示指应当保持在探头的顶部，拇指在探头的底部（图8-3），通过夹持手法以保持探头的稳定。在扫查过程中，为方便实现旋转的动作，中指应当稳定夹持探头，与拇指、示指相互配合，来实现探头在运动过程中的稳定（图8-4）。

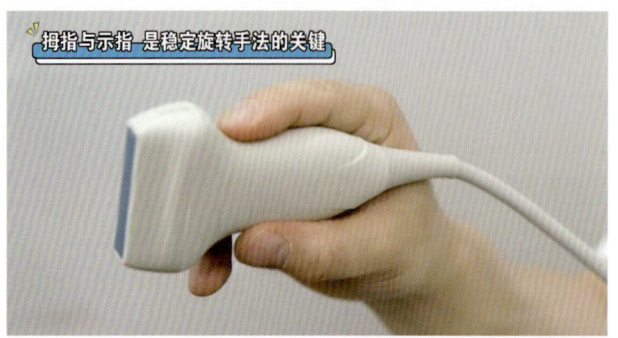

图8-3　拇指与示指的手法要领

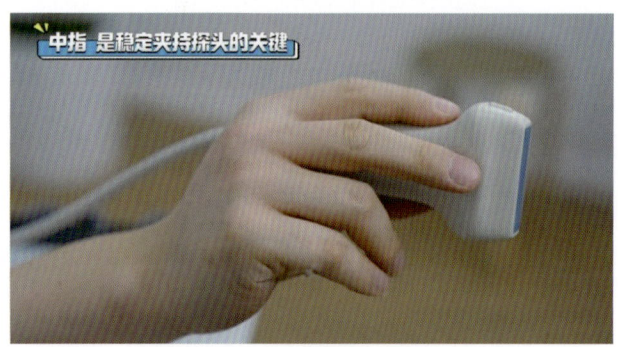

图8-4　中指的手法要领

示指和中指是水平扫查重要的发力来源（图8-5）；虎口部是垂直平扫的发力来源（图8-6）；环指和小指，应当以患者的锁骨或者颈部作为支点，提供稳定的运动依托。在扫查过程中，手腕尽可能不要独立发力，应当结合手法，来充分实现稳定的运动。注意尽可能避免握持探头时与患者悬空接触，应尽量找到合适的依托支点，避免探头悬空操作（图8-7），这样既容易造成超声图像的不稳定，也会造成长时间的肌肉疲劳。

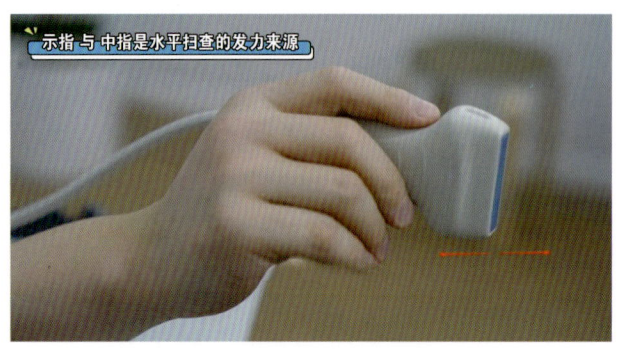

图8-5　示指与中指是水平扫查的发力来源

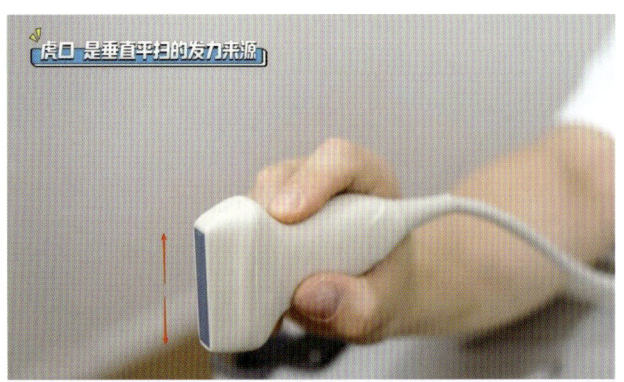

图 8-6　虎口部是垂直平扫的发力来源

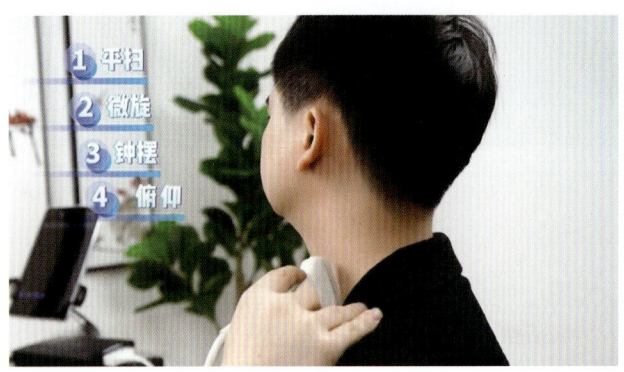

图 8-7　环指与小指应找到患者锁骨等合适的支点，以保障图像的稳定，缓解肌肉疲劳

二、超声探头的握持及手法运动的技巧

超声探头运动的技巧共有 4 种，分别是平扫、微旋、钟摆和俯仰。

（一）平扫

平扫分为水平方向的平扫以及垂直方向的平扫，运动时，探头应尽量保持稳定（图 8-8）。平扫的位移一般较大，可以大尺度的运动，目的是粗定位到血管和关键的解剖位置（如颈动脉窦部）。

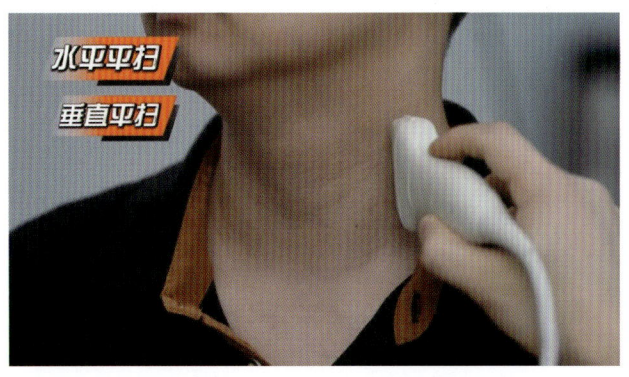

图 8-8　水平 / 垂直平扫手法，注意结合手指发力技巧

（二）微旋

以探头的中心为轴心，进行轻微的旋转动作。需要注意，微旋的过程中，旋转角要小，不宜过大。微旋动作关键是旋转角度的细腻调整（图8-9）。微旋可帮助找到血管的贯穿面，得到清晰的IMT图像表现。

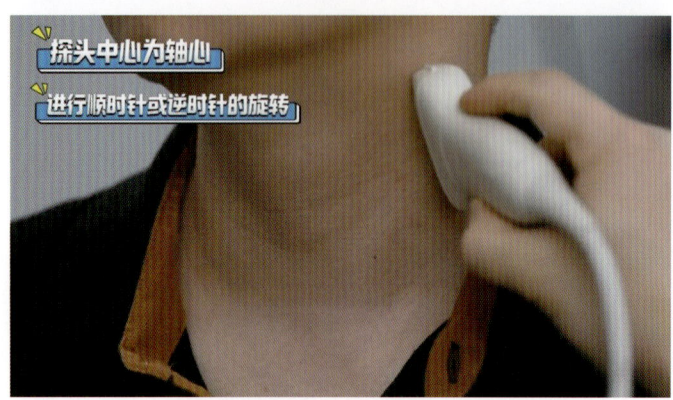

图8-9　微旋手法，注意旋转角度的细腻变化

（三）钟摆

以皮肤的接触面为轴心，模仿钟摆摇摆式的扫查动作（图8-10）。钟摆扫查往往是帮助内膜清晰表现，减少声学伪像干扰，找寻斑块最大切面的实用技巧。

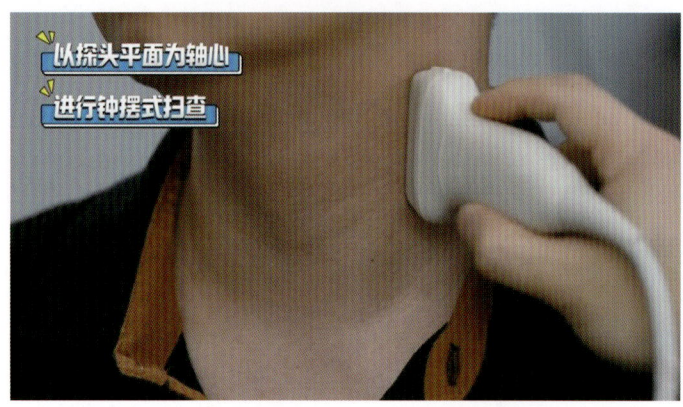

图8-10　钟摆手法，可有效去除伪像

（四）俯仰

即俯仰角的调节，以探头的中心为轴心，向上向下调节俯仰的角度（图8-11）。俯仰角的调节是为了避免血管不够水平贯穿，导致内膜斑块不够清晰地表达。应尽量保持血管的贯穿，以及图像的质控分数超过95分。

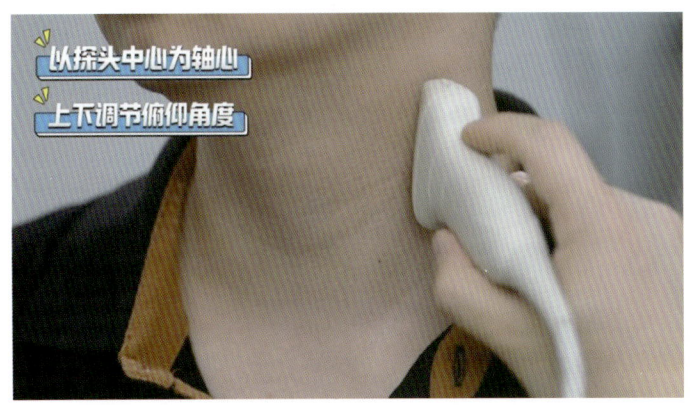

图 8-11 俯仰手法,是血管水平贯穿的手法关键

三、正常人群的扫查过程示例

在扫查之前,首先检查探头的方向是否正确(图 8-12),耦合剂是否充盈(图 8-13)。建议从患者的左侧颈部开始扫查,如选择右侧开始,请注意调整体标位置,避免错误留图,造成误判。

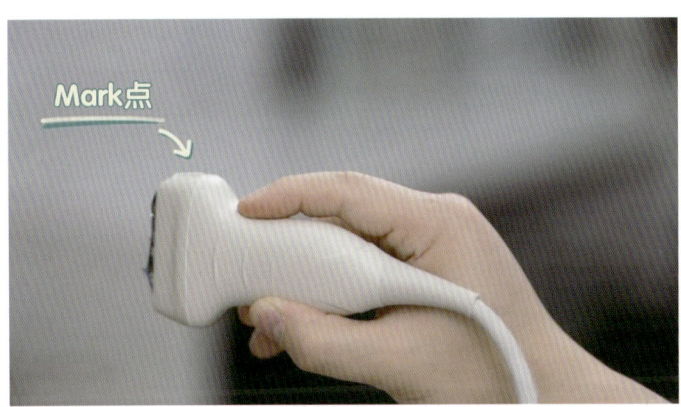

图 8-12 检查探头的方向是否正确

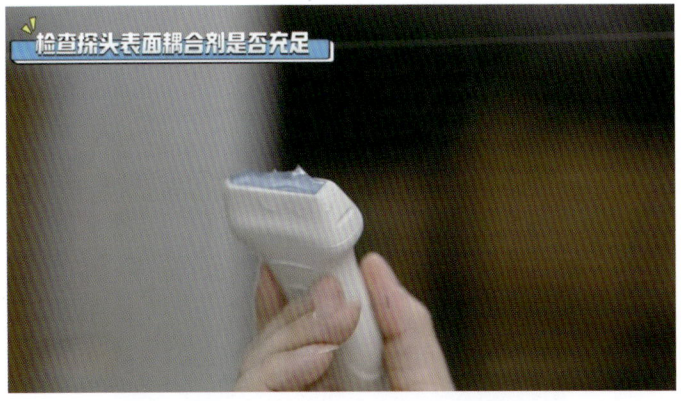

图 8-13 检查耦合剂是否充盈

扫查时，应目测找到胸锁乳突肌外缘侧，快速找到颈动脉血管中段（图 8-14），通过平扫手法水平快速移动定位到颈动脉后，与微旋手法相结合，找到贯穿的颈总动脉中段部（图 8-15、图 8-16）。

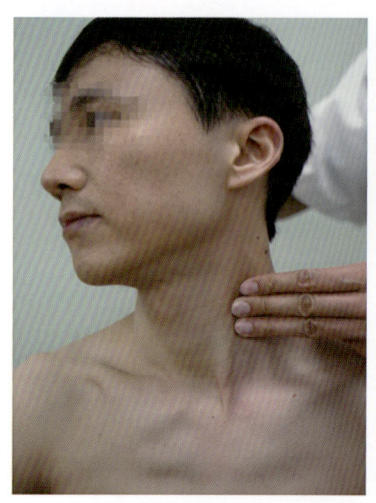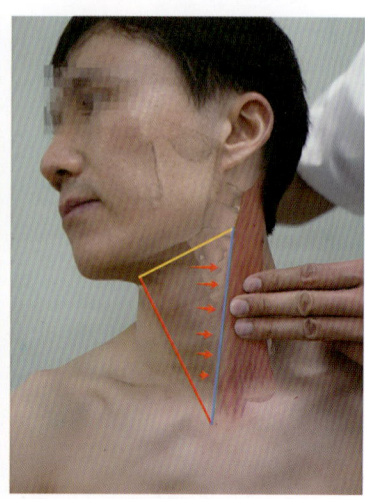

图 8-14　目测找到胸锁乳突肌外缘侧

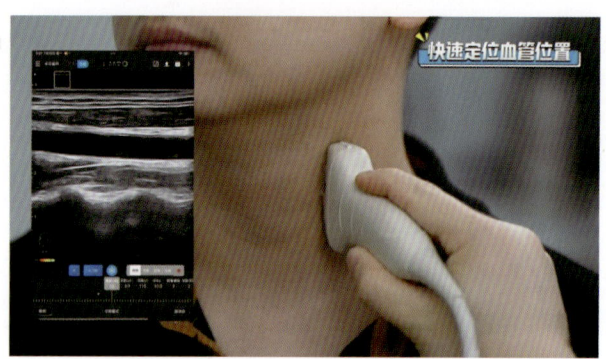

图 8-15　探头位置沿胸锁乳突肌外缘侧，采取水平平扫+微旋手法，找到颈总动脉中段部

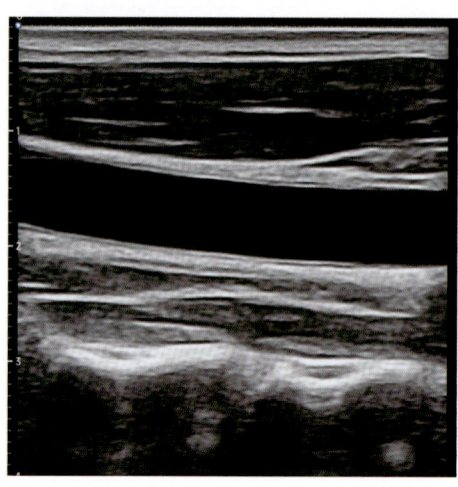

图 8-16　颈总动脉中段部典型合格的超声影像，内膜清晰表达，血管水平贯穿

仔细观察颈动脉中段是否存在颈动脉斑块，采取长轴扫查与短轴扫查充分结合的方式进行分析判断，通过在图像上调整增益，打出清晰且贯穿的血管声像图；通过点击"AI-TGC"功能，使血管中的前壁伪像得到进一步滤除，使血管更加通透干净（图8-17）。AI-TGC功能非常实用，应当充分利用。

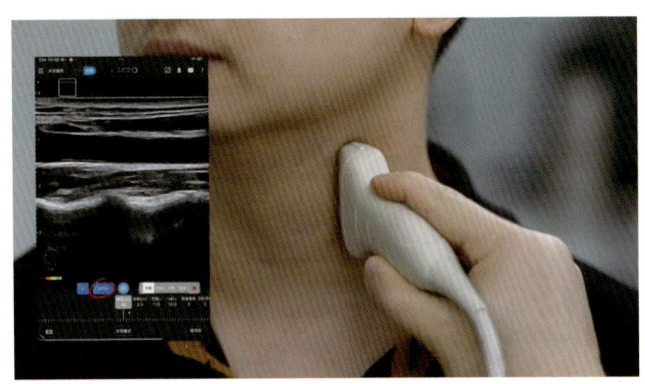

图 8-17　AI-TGC 功能可以帮助有效滤除前壁声学伪像，使血管更加贯穿通透

找到颈总动脉中段以后，要注意通过观察血管是否有明确的搏动征以及进行轻微按压的方式，来区分颈总动脉和颈总静脉。在按压时，血管未发生变形的是颈总动脉。

找到颈总动脉后，采取垂直平扫的手法，向头部延伸，一直打到颈总动脉窦部膨大处（图8-18）。过程中应当采取微旋手法、平扫手法以及俯仰角调节手法相结合的方式，得到一个贯穿且清晰的颈总动脉窦部的二维超声影像。应当保持颈总动脉窦部尽可能居于图像中心；向上可以延伸扫查到颈内、颈外动脉，向下可以清晰显示颈总动脉声像图及其内膜情况（图8-19）。

找到关键位置后，应通过钟摆扫查，轻微旋转，找到一个最佳的扫描位置，以便能够观察到斑块的最大厚度。冻结图像后（图8-20），通过读取上下帧进行影像的回看，找到一帧清晰的测量位置（图8-21）。

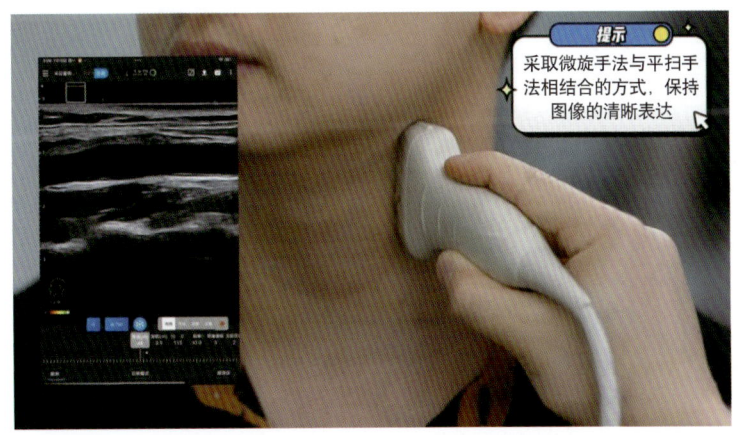

图 8-18　沿颈总动脉中段向上延伸，直至观察到颈总动脉窦部

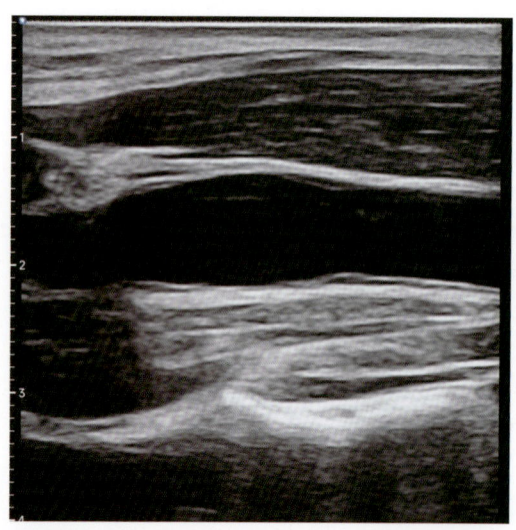

图 8-19　颈总动脉窦部典型合格的超声影像，内膜清晰表达，膨大处清晰可见

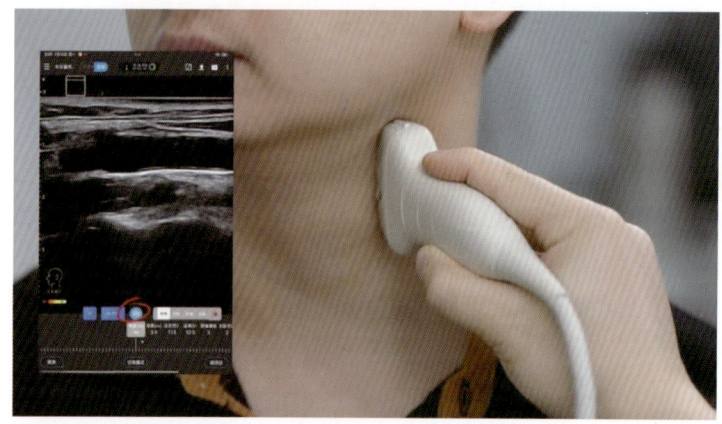

图 8-20　冻结图像，使超声停止工作

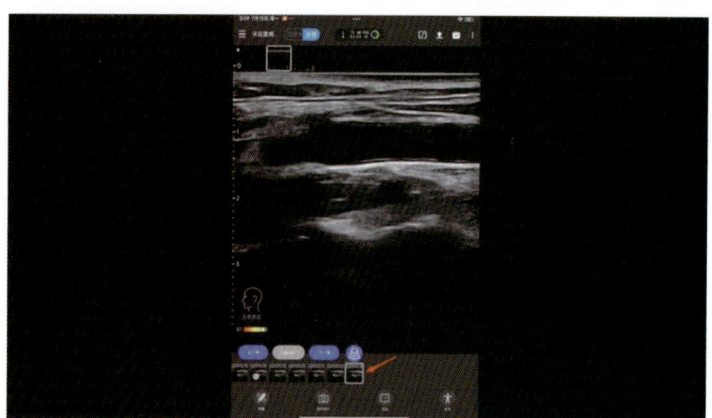

图 8-21　在图像回看中找到最佳的测量图像

应当在窦部向下 1～2cm 处，采取"IMT 后壁自动测量"功能，得到当前内膜的最大厚度及平均厚度（图 8-22、图 8-23）。

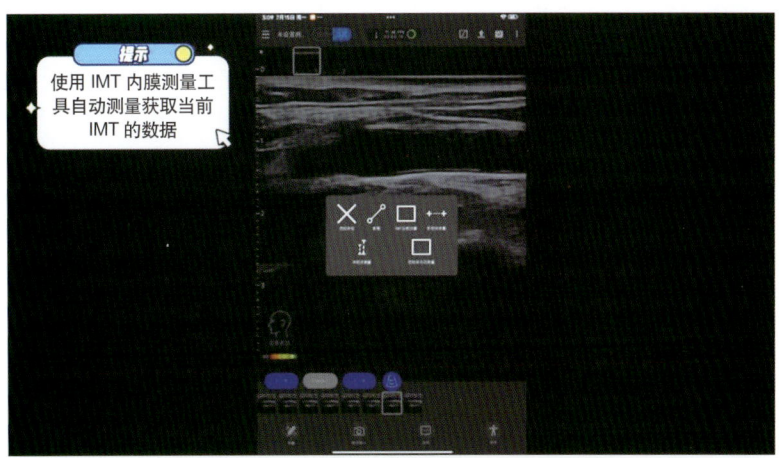

图 8-22 选择 IMT 后壁自动测量功能

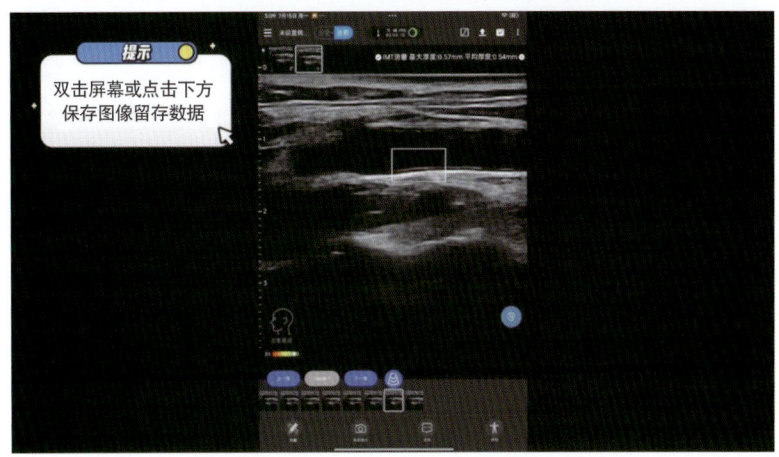

图 8-23 将测量框放到后壁 IMT 处，测量 IMT 厚度结果

双击屏幕或点击下方保存图像按键，保存测量结果。也可以选择左下角测量工具中的测量工具，来实现血管内径以及血管内膜的手动测量功能（图 8-24）。

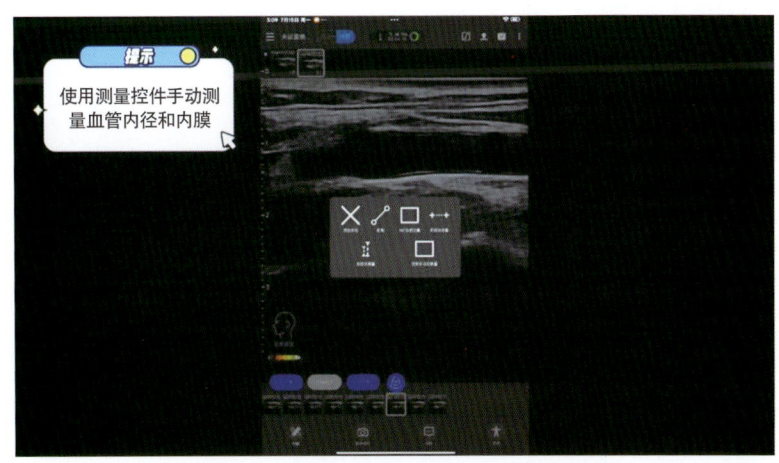

图 8-24 手动测量血管直径与内膜功能

完成一侧颈总动脉扫查后，点击体标，切换为对侧颈动脉体标（图8-25）。患者颈部向对侧轻微旋转，开始进入另一侧颈总动脉的扫查流程，方法同上。双侧颈动脉扫查完成后，点击上传，完成数据的上传功能。

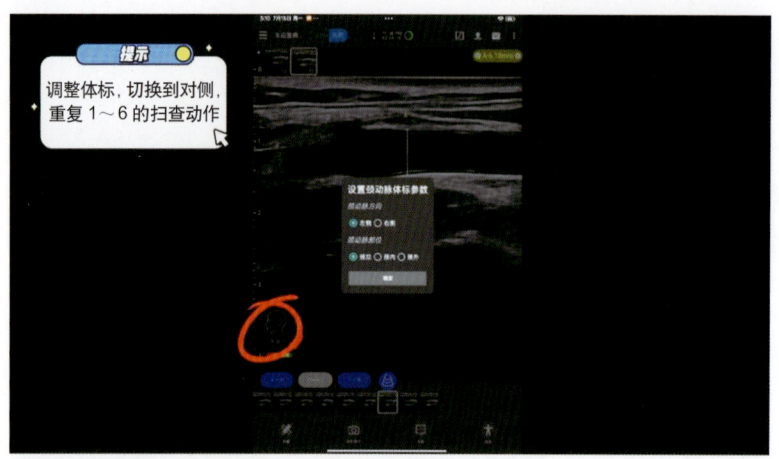

图 8-25　长按体标，可唤出更准确的体标描述，如颈内、颈外、颈总动脉的描述

四、存在斑块人群的扫查示例

扫查前的准备：检查 Mark 点是否朝向远心端，探头表面耦合剂是否充盈，体标位置是否正确。目测胸锁乳突肌外缘侧进行扫查，通过平扫手法快速定位颈总动脉，通过微旋的手法打到比较通透且内膜清晰的颈总动脉中段（图8-26）。点击屏幕上的"AI-TGC"功能，抑制伪影，获得更加清晰的图像。然后向头部快速推动，找到颈总动脉窦部膨大处。

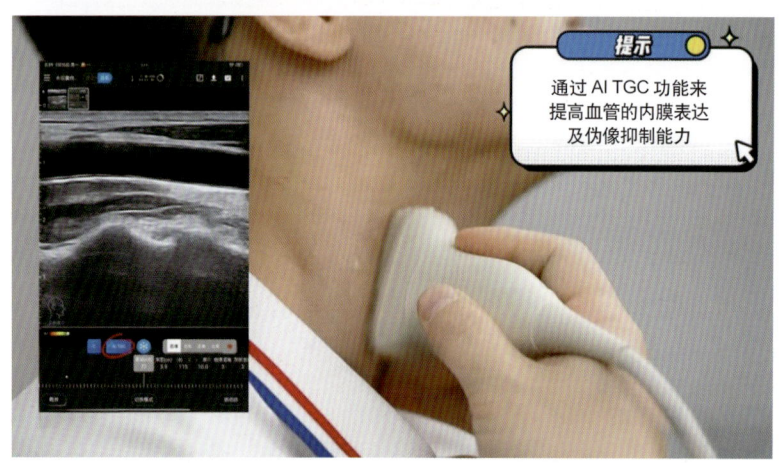

图 8-26　通过平扫与微旋手法快速定位颈总动脉中段

在扫查过程中，AI 会提示斑块的出现。此时，通过钟摆扫查找到斑块较厚的位置，利用俯仰角调节，使血管更为通透且连续。待 AI 测量结果稳定几秒钟后冻结图像（图8-27），通过图像回看中的"选择"找到当前斑块较厚的位置。

第 8 章　超声设备的使用经验

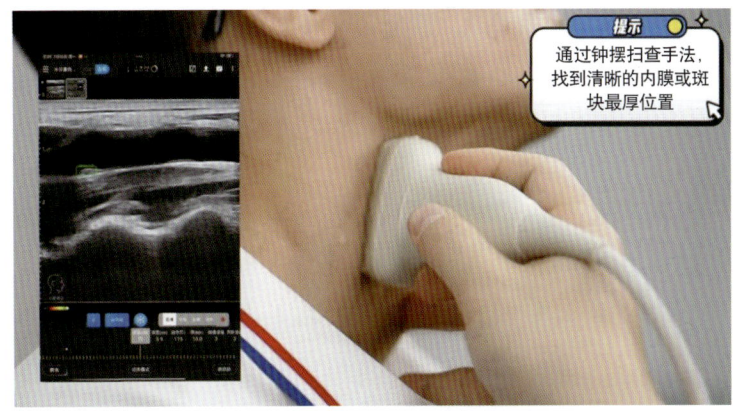

图 8-27　AI 提醒斑块存在后，需要稳定几秒后冻结图像

点击"Check-T"功能，系统将自动获得当前斑块的狭窄比、血管直径、斑块厚度等关键测量数据（图 8-28），双击屏幕或者点击下方"保存图片"按键，保存当前的测量结果。

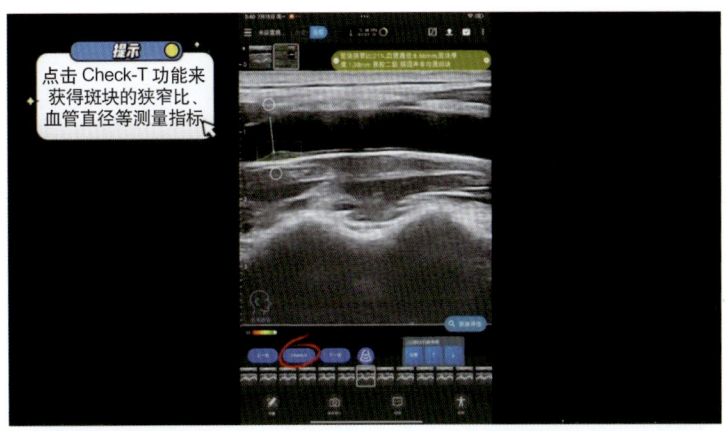

图 8-28　AI 自动测量获得狭窄比、血管直径、斑块厚度等测量指标，也可手动微调修正

点击斑块评估功能（图 8-29），通过斑块评估中的量化分析、回声分析、易损分析等，对斑块的风险进行充分评估。

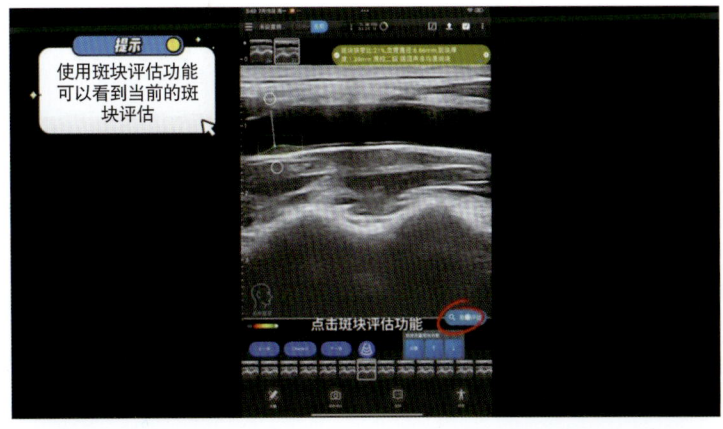

图 8-29　点击 AI 评估功能，对斑块的稳定性进行评估分析

113

点击评估界面的感叹号（图 8-30），可查看对评估的每个选项详细的指南标准介绍。

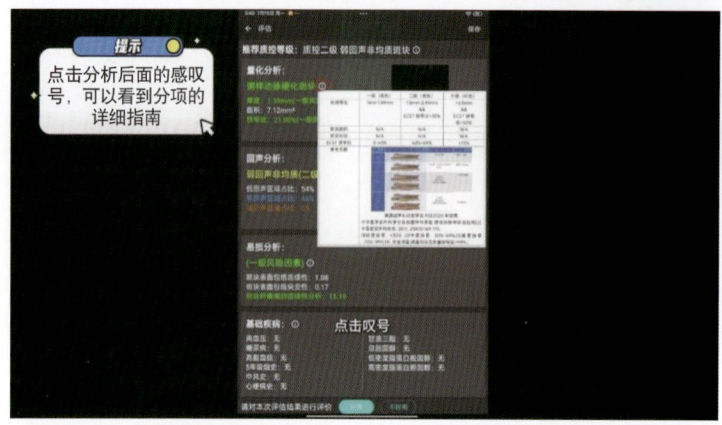

图 8-30　详细的分析功能，点击可阅读详细的指南标准介绍

点击右上角保存图像，留取当前的测量结果（图 8-31）。

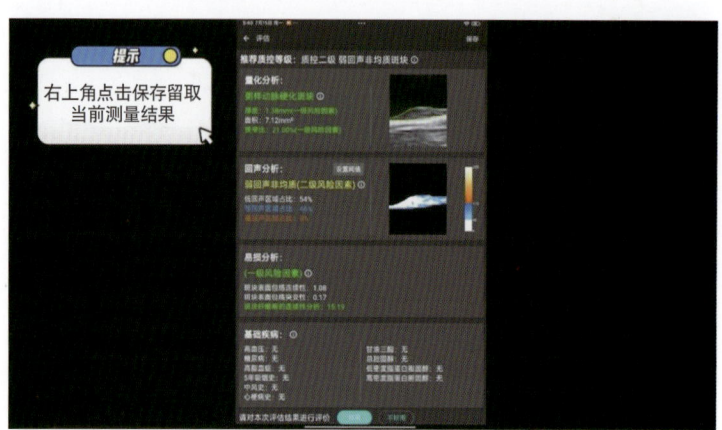

图 8-31　点击保存，留取当前的评估结果

可以选择左下角的半自动测量功能，点击"斑块半自动测量"工具（图 8-32），调整到想要测量的斑块位置。点一下测量方框，屏幕即可显示当前斑块的各种测量指标（图 8-33）。

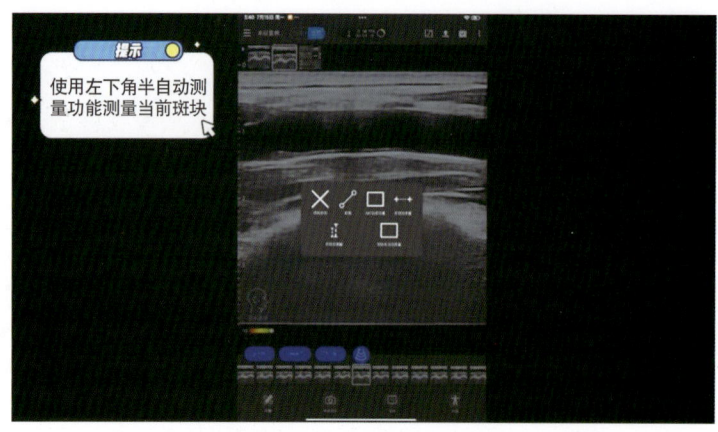

图 8-32　在测量中手动选择半自动斑块测量工具

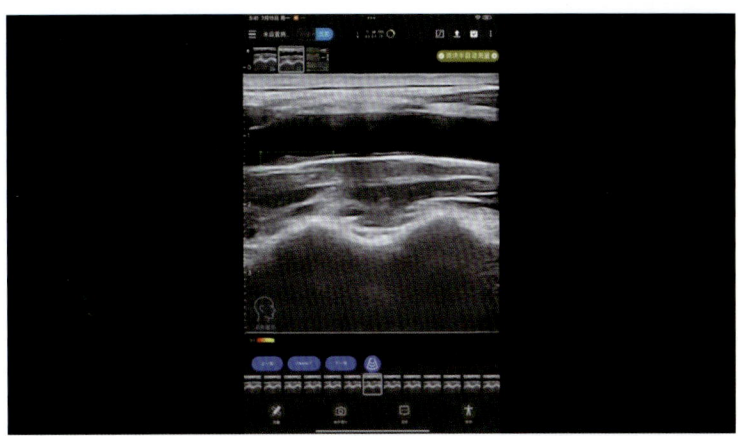

图 8-33　将 ROI（感兴趣区域）放到斑块上，调整 ROI 的大小后，点击 ROI，可以获得测量结果

扫查完毕后，点击右上角上传图标，实现数据的上传功能（图 8-34）。通过云服务可以对数据进行管理与追踪，并申请超声报告的后续阅片解读。

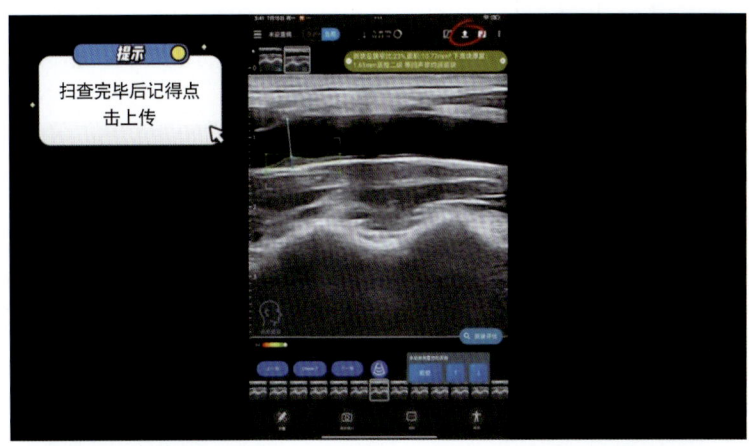

图 8-34　点击上传图标，将数据上传到云服务进行管理与追踪

第二节　人工智能与医疗

一、人工智能与医疗

人工智能（AI）是新一轮科技革命和产业变革的重要驱动力量，是研究、开发用于模拟、延伸和扩展人的智能的理论、方法、技术及应用系统的一门新的技术科学。

人工智能是智能学科重要的组成部分，它试图了解智能的实质，并创造出一种新的能以与人类智能相似的方式做出反应的智能机器。人工智能是一个十分广泛的科学领域，包括机器人、语言识别、图像识别、自然语言处理、专家系统、机器学习、计算机视觉等多个方面。

(一)现状与机遇

近年来,将 AI 整合到疾病分析、诊断、治疗和预测的流程中,一直是医疗保健领域的热点。通过利用来自电子健康记录(EHRs)、医学影像库、基因组数据库和可穿戴设备的各种数据集,自然语言处理(NLP)模型可从非结构化临床文本数据中获得临床诊断结果;计算机视觉处理(CV)模型使医学图像自动化处理取得了重大进展,在肿瘤检测、病变分割和疾病分类等任务中达到了人类水平;基于文本、图片、语音和视频等数据多模态大模型(如 GPT-4)可协助临床医师做出决策以及预测。

AI+ 医疗为医疗行业带来巨大的机遇:

1. *提高诊断准确性* AI 技术可以进行大规模的数据分析和模式识别,提供更准确的医学诊断结果。通过对各类医学数据的综合分析,AI+ 医疗可以辅助医师进行精确诊断,帮助提高疾病识别和分类能力。

2. *加快诊断速度* 在传统医疗系统中,医师需要依赖自己的经验和专业知识进行疾病诊断,这通常需要花费大量时间。而人工智能技术可以快速处理海量的医学数据,并以更快的速度和更低的差错率完成诊断工作,节省医师和患者的时间。

3. *支持医疗决策* AI+ 医疗可以根据患者的特征和病情数据,提供个性化的医疗决策支持。通过对大量病例数据进行学习和分析,人工智能可以预测患者的病情进展和治疗效果,为医师提供可参考的治疗方案。

(二)经典流程

模型训练是 AI 领域中的一个核心概念,它涉及使用数据集对模型进行训练,使其能够从数据中学习特征和模式,进而完成特定的任务。这个过程包括多个关键步骤,每个步骤都对模型的性能和泛化能力有着重要影响。首先,模型训练的目的是让计算机能够通过学习数据,自动形成对数据的分类、预测或生成的能力。这通常通过使用机器学习或深度学习算法来实现。这些算法允许计算机识别数据中的规律和模式,从而增强模型的准确性和泛化能力。模型训练的过程大致可以分为以下几个主要步骤:

1. *数据收集* 从 EHRs、医学影像库、基因组数据库、可穿戴设备和患者调查等来源收集各种数据集;确保数据质量、完整性,并符合隐私法规要求。

2. *数据预处理* 包括数据清洗、转换和归一化等操作,以确保数据的质量和一致性。处理缺失值、异常值和冗余特征;对数据进行标准化或规范化处理;执行特征工程以提取相关特征并提高预测性能。

3. *模型选择* 根据问题的性质和数据的特点,选择合适的机器学习或深度学习算法。经典的机器学习算法包括逻辑回归、决策树;常用的深度学习算法包括卷积神经网络(CNN)和递归神经网络(RNN)。

4. *模型训练* 利用选定的算法和预处理后的数据,通过迭代优化算法(如梯度下降)不断调整模型的参数,以最小化损失函数,使模型能够更好地对未知数据进行预测或分类。

5. *模型评估* 通过一些评价指标(如准确率、召回率、F_1 值等)来评估模型的性能,以确保模型具有良好的泛化能力。

6. *模型部署* 将训练好的模型应用到实际问题中,这可能涉及将模型保存为可执行的格式,并部署到移动设备、服务器或云端等平台上进行实时推理。

7. 验证和临床试验　进行验证研究和临床试验，以评估 AI+ 医疗对于疾病诊断、治疗结果和患者护理的真实有效性和影响。与医疗保健专业人员、监管机构和道德审查委员会合作，以确保其符合医疗标准、法规和道德准则。

（三）难点与挑战

人工智能在医疗卫生领域的快速发展，展现了其在提升诊断准确性、疾病预测、个性化治疗以及医疗资源管理等方面的巨大潜力。然而，随着医学人工智能的广泛应用，医学数据、模型开发和评估、社会层面等诸多方面的挑战也相继出现。

1. 数据获取：数据是深度学习算法所需的核心资源，仅掌握算法而缺乏数据，无法获得较好的训练效果。现阶段，我国的医疗影像仍处于从传统胶片向电子数据过渡的阶段，大量影像资料尚未数字化，医院之间的数据共享和互通程度较低，获取大规模的数据对业内公司是一个考验。

2. 数据标注：在获取数据的基础上，深度学习结合先验知识对模型进行训练，训练集需要事先标注。由于大多数标注依赖人工识别，因此数据标注将耗费大量人力和时间，在医疗影像领域获取可靠性高的标注数据也成为挑战之一。

3. AI+ 医疗跨学科人才积累：在较为专业的诊疗领域，应用及平台开发者不仅要研究人工智能算法，更要深入了解医疗影像识别，具有 AI+ 医疗复合背景的人才构成核心竞争力之一。

4. 医疗数据的监管也是未来 AI+ 医疗发展中的一大隐忧。我国对医疗卫生数据的采集、利用尚未形成系统化法规要求，而此类数据往往包含许多个人隐私。种种原因导致目前获取医疗数据困难，技术无法推展。

5. 技术误诊风险：尽管 AI 技术在医疗行业诊断中表现出色，但仍然存在技术误诊风险。由于 AI+ 医疗很大程度上依赖于已有数据，"罕见"病例可能与已有数据存在巨大偏差，处理这类数据时就可能出现诊断结果不准确的情况。

为推动 AI 在医疗领域的发展和应用，可采取以下措施进一步克服上述难点：

1. 加强数据隐私保护　制定相关的法律法规，加强对医疗数据的隐私保护，明确数据的使用和共享原则，确保患者的数据安全。

2. 推进医疗数据标准化　加强医疗数据的标准化工作，建立统一的数据格式和标准，提高数据的质量和可用性，为 AI 技术的应用提供支持。

3. 大力培养跨学科人才　既要为医疗从业者提供 AI 教育培训平台，又要搭建 AI 工程师与医疗数据及医师之间的桥梁。

4. 引入人工智能审核机制　在人工智能诊断过程中，引入人工审核机制，对诊断结果进行审查和验证，降低技术误诊的风险。

二、深度学习与超声

超声是医学诊断中使用最广泛的成像方式之一。二维超声成像可用于观察组织器官的形态和解剖结构，检测血流和肌肉收缩速度；三维超声可以观察具有复杂 3D 形态的组织和器官，如心脏和胎儿。与其他医学成像技术相比，超声成像具有成本低、方便、无电离辐射、高灵敏度和实时成像等优点。然而，相比于 X 线、CT 和 MRI，超声成像也面临着一些问题。例如，伪影和噪声较多；对比度较低，导致组织之间边界模糊；高度依赖医师的主观经验。为了克服上述问题，引入计算机辅助诊断（computer aided diagnosis，CAD）系统尤为重要。CAD 可用作个人经验和知识的补充，从而提高了超声诊断的准确性。

深度学习通过组合低层特征，形成更加抽象的高层表示属性类别或特征，以发现数据的分布式特征表示。这种学习方式模仿了人脑的分析学习机制，通过包含多"隐藏层"的多层感知器来实现，这是一种深度学习结构。深度学习的应用范围广泛，包括但不限于物体检测、语音识别、语言翻译等任务。这些都是直接从原始数据中学习，无须引入人类领域的知识，从而实现了高精密性和高准确性。深度学习的"深度"一词，指的是用于识别数据模式的多层算法或神经网络。这种高度灵活的架构可以直接从原始数据中学习，随着获得数据量的增加，其预测准确度也会随之提升。此外，深度学习模型可以通过使用新数据重新训练来响应新的变化，这使得深度学习算法能够以远超人类的速度持续执行数千项任务。近年来，深度学习以其独特的优势，在计算机视觉领域取得了巨大的成功。深度学习在超声图像分析方面展现出其巨大的潜力，使得越来越多的研究人员将其应用于 CAD 系统。

（一）深度学习任务

当前，深度学习已应用在超声图像分析的各种任务中，包括分类、分割、检测、配准、测量、质量控制和评价等传统诊断任务，以及图像导引的干预与治疗等新兴任务。在这些任务中，分类、分割和检测是三个最基本的任务。

1. 分类　分类是医学中最基本的任务之一。超声图像分析可以为医生提供诊断建议，提高诊断效率，减少诊断过程中主观因素的影响。主要的分类任务包括肿瘤、病变、结节、组织和器官纤维化（图 8-35）。传统 CAD 分类方法是提取形态特征，以及其他提取低级模式的方法，如纹理特征，然后结合分类器分类。然而，传统方法易受到成像质量的影响。与传统方法相比，深度学习直接学习原始数据，从成像质量欠佳的影像中也能提取出准确信息。在众多深度学习结构中，卷积神经网络（convolutional neural network，CNN）在分类中使用最广泛。

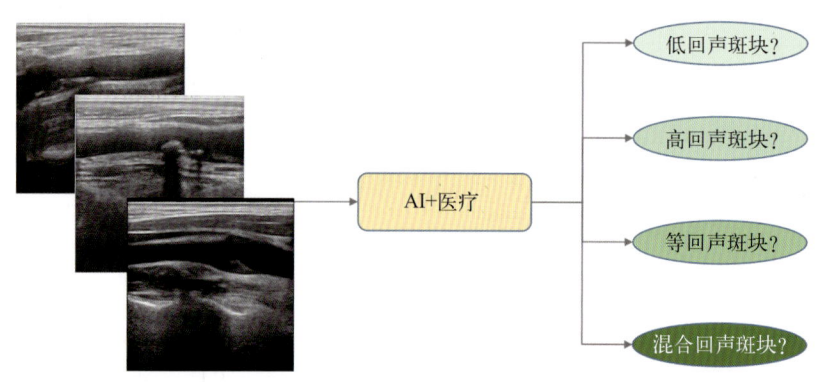

图 8-35　颈动脉斑块分类

2. 检测　在医学超声图像分析中，检测的主要目的是识别和定位感兴趣的区域（ROI），并为后续的医疗诊断、治疗或图像分割提供协助（图 8-36）。肿瘤或病变的检测是超声图像检测的重要任务。常用的方法可分为两类：一类是两步法，结合候选区域和深度学习；另一类是单步法，将目标检测转化为回归问题，代表网络是 YOLO（you look only once）。YOLO 算法将图像划分为网格，每个网格预测固定数量的边界框和类别概率，通过单一的前向传播完成位置定位和类别预测。这种"单阶段"设计使得 YOLO 在速度上有明显优势，非常适合需要实时检测的应用场景。

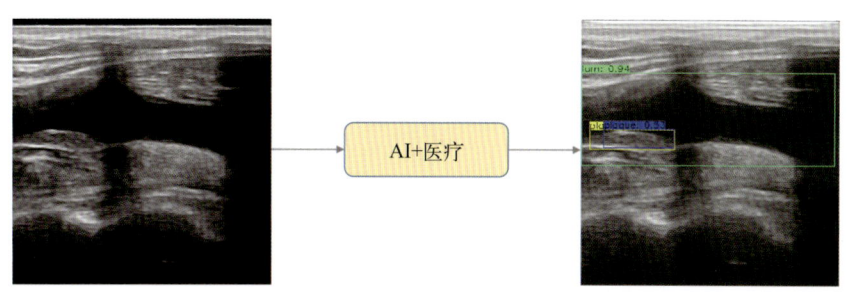

图 8-36　颈动脉斑块检测

3. 分割　图像分割可以提取感兴趣区域，便于分析和识别 US 医学图像（图 8-37）。这也是定量分析相关成像指标的先决条件。在医学超声图像分割中，U-Net 广泛应用于美国图像分割。U-Net 是一种特殊的 CNN 架构，专门为图像分割任务设计。它具有对称的编码器（Encoder）和解码器（Decoder）部分以及跳跃连接（Skip Connections），这种结构使 U-Net 能够进行像素级分类，输出每个像素点的类别，并且不同类别的像素会显示不同的颜色。

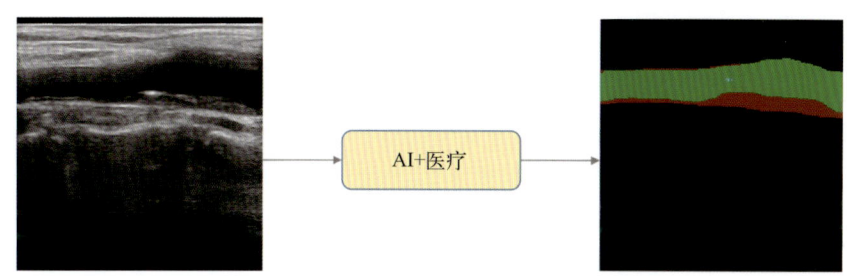

图 8-37　颈动脉斑块分割

（二）模型简介

目前，超声图像主要为静态图像数据，图像模型主要处理的是静态图像数据，这些数据通常不包含时间维度信息，专注于从单张图片中提取特征并进行分类、识别等任务（图 8-38）。图像模型的学习和推理基于单张图片的内容，不考虑图片之间的时间或空间关系。其广泛应用于计算机视觉领域，如目标检测、图像分类、图像分割等，这些应用主要关注对单张图片的内容分析和理解。

如前所述，超声图像伪影和噪声较多，对比度较低，导致组织之间边界模糊，超声医师往往需要观察连续的视频来确认自己的判断。这种连续视频是图像模型无法处理的。时空模型则能够处理包含时间维度信息的时空数据，如视频等（图 8-39）。这些数据不仅包含空间信息，还包含时间序列信息，因此需要能够捕捉和处理这种时空相关的模型。时空模型通常用于分析视频内容,其中时间和空间的关联对于理解和预测事件的发展至关重要。

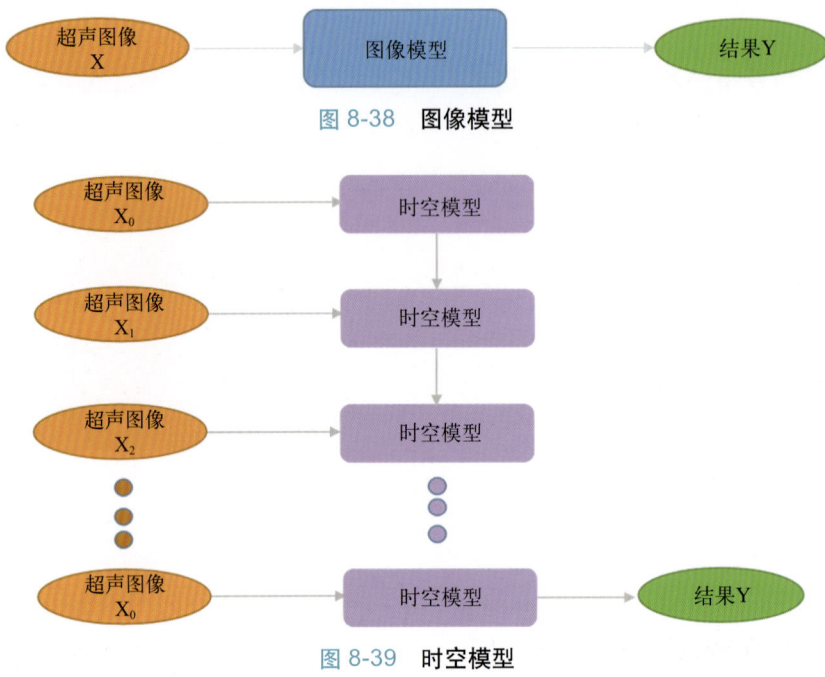

图 8-38　图像模型

图 8-39　时空模型

（三）图像模型

目前用于超声图像处理的深度学习模型非常多,此处着重介绍 3 种：CNN、YOLO 和 U-net。这些模型在医学图像分析中解剖结构的分类、分割与检测任务中表现出色。

1.卷积神经网络（CNN）　主要由卷积层（Conv）、池化层（Pool）、全连接（Dense）层三部分构成（图 8-40）。这些组成部分共同协作,使 CNN 能够有效地处理图像数据,提取有用的特征并进行分类或回归任务。

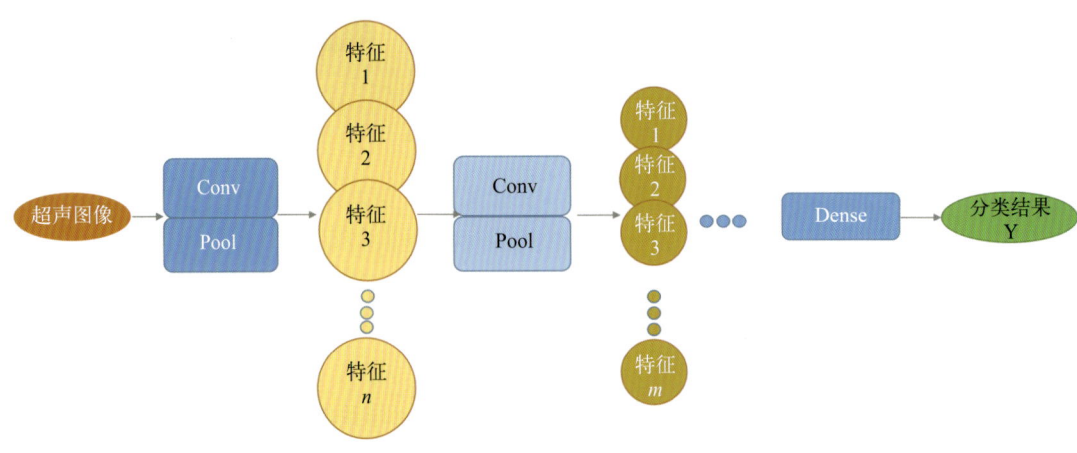

图 8-40　CNN 模型

(1) 卷积层：这是 CNN 的核心部分，通过一组可训练的卷积核（filter）对输入图像进行卷积运算，提取出一组特征图（feature map）。每个卷积核在图像上滑动，将覆盖区域的像素值与卷积核的权重相乘并求和，最终得到一个标量，称为卷积核在当前位置的响应值，也可以看作是特征图上对应像素的值。卷积运算可以有效提取图像的局部特征，同时通过共享权重减少了模型的参数量，更容易优化。

(2) 池化层：用于降低特征图的大小，减少计算量和内存占用，同时增加模型的鲁棒性。池化层通常采用最大池化（max pooling）和平均池化（average pooling）两种方式，它们分别以局部区域中的最大值和平均值作为池化后的值。池化操作可以引入一些不变性，如平移不变性和轻微旋转不变性，但可能会损失一些局部细节信息。因此，需要适量控制池化层的大小和步长。

(3) 全连接层：将特征提取和分类或回归阶段联系起来，将多维特征展开成一维向量，并进行线性变换和激活操作，生成最终的输出。全连接层可以看作是一个传统的人造神经网络，但相对于其他层，全连接层的参数量较大，容易出现过拟合和计算量过大，所以在卷积神经网络中使用较少。

2. U-Net 是一种特殊的 CNN 架构，专门为图像分割任务设计。主要由两部分构成：收缩路径和扩展路径（图 8-41）。U-Net 的整体结构设计使其能够同时利用图像的低级和高级特征，从而在图像分割任务中表现出色。这种结构的设计也使得网络对于输入图像的不同尺寸具有一定的鲁棒性。

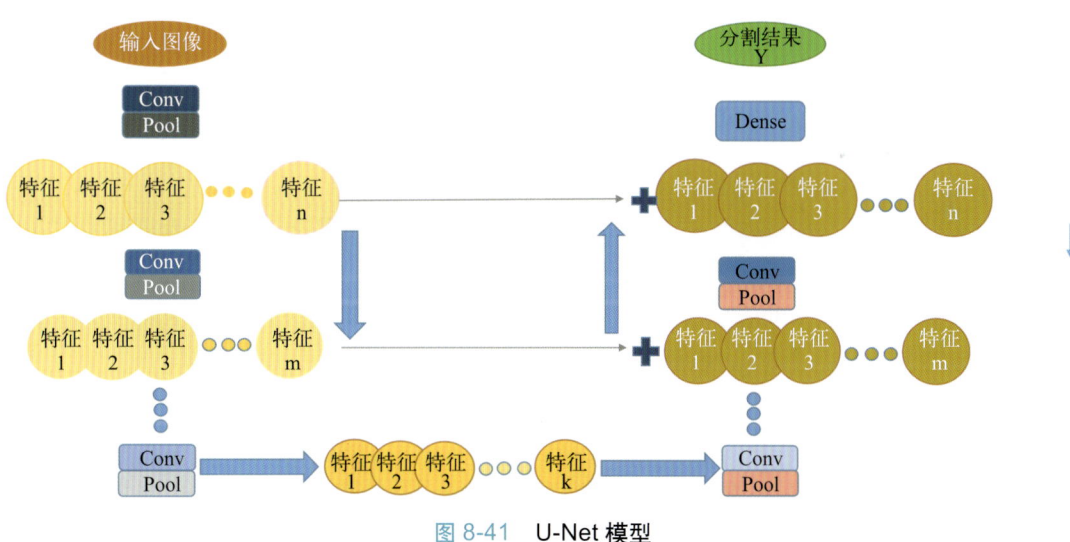

图 8-41　U-Net 模型

(1) 收缩路径：这一部分主要负责提取图像的特征。它通常由一系列的 Conv 层组成，每个卷积层后面可能跟着一个 Pool 层，用于降低数据维度并增加特征的抽象程度。该部分通过下采样操作，逐步减小特征图的空间尺寸，同时增加通道数量，从而提取出图像的低级和中级特征。

(2) 扩展路径：与收缩路径相对应，扩展路径通过上采样操作逐步恢复特征图的空间尺寸，同时结合收缩路径中的特征图，以实现像素级别的精确分割。扩展路径中的每一层都与收缩路径中相应的层通过跳跃连接（skip connections）相连，这种连接方式有助于将底层和高层的语义信息结合在一起，从而在图像分割任务中出色表现。解码器的末端仍然没有一个Dense层，将输出映射为最终的分割结果。

3. YOLO　YOLO网络以其较快的检测速度著称，这得益于其采用的骨干网络设计（图8-42）。同时，通过引入全局目标信息和局部目标信息融合，YOLO提高了检测的准确性和鲁棒性，使其在处理多尺度场景时具有更好的性能。YOLO通过使用不同尺度的特征图进行目标检测，能够有效地检测不同大小的目标。这种设计使得YOLO在处理多尺度场景时表现出色。通过引入全局目标信息和局部目标信息融合，YOLO还能够更好地处理目标的遮挡、形变等情况，从而提高了算法的鲁棒性。基于YOLOv3的算法简单易用，使其能够快速部署并应用于各种计算平台和场景。

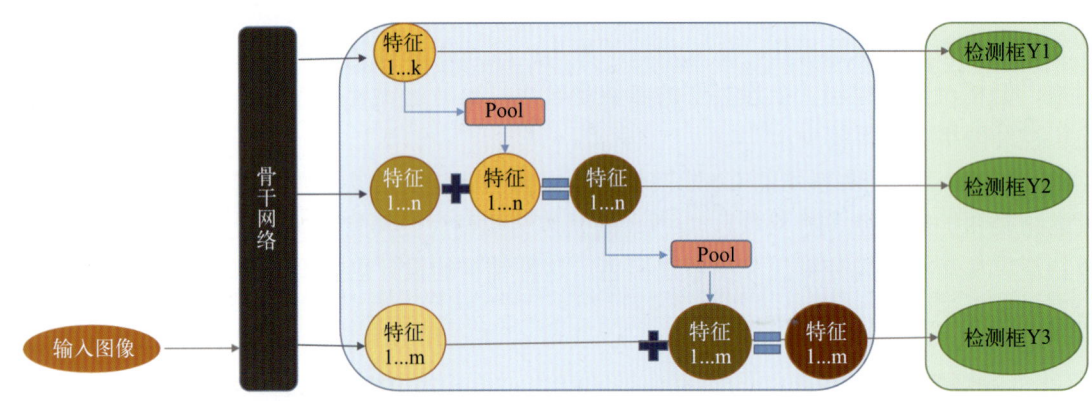

图8-42　YOLOv3模型

（1）骨干网络（backbone network）：负责从输入图像中提取特征。通常使用卷积层和池化层构建，也可以采用不同的骨干网络结构。

（2）多层卷积层（multiple convolutional layers）：这些卷积层构建在骨干网络之上，用于进一步提取特征，并逐渐减小特征图的尺寸。

（3）检测层（detection layer）：负责检测目标并生成边界框。YOLO将多个检测层分布在不同尺度的特征图上，以处理不同大小的目标。

（四）临床及示例

AI技术可以应用于多个部位的超声图像诊断，包括但不限于乳腺、甲状腺和心脏。在乳腺癌诊断中，AI可以对乳腺结节的形态、纹理特征进行提取、量化，提高诊断的准确性和一致性，降低医师主观判断的影响，帮助医师根据图像特点并结合个人经验评价结节的良恶性程度。对于甲状腺疾病，AI+超声在病灶分析过程中，可以实现病变区域的最大断面影像采集，进行病灶的轮廓勾画、测量及面积计算，超声影像质量控制的标准化。在超声心动图中，AI通过模型训练可以自动识别图像并分类，指导操作者校正探头角度，获取标准切面，显著缩短检查质量达标所需的时间。

【颈动脉斑块筛查】近10年间，传统的心脑血管防治方式未能有效降低心脑血管急性病症的发生率。通过利用小型化超声影像设备，使用斑块AI识别与分析技术，可以在基层广泛地开展心脑血管斑块普筛的活动，尽早发现病症。实现早期治疗方案的介入管理，对降低心脑血管急性病症的发生率有较大意义。斑块筛查应用中,可自动实时识别斑块位置,并且实现斑块自动分割,用于后期的临床测量(图8-43)。

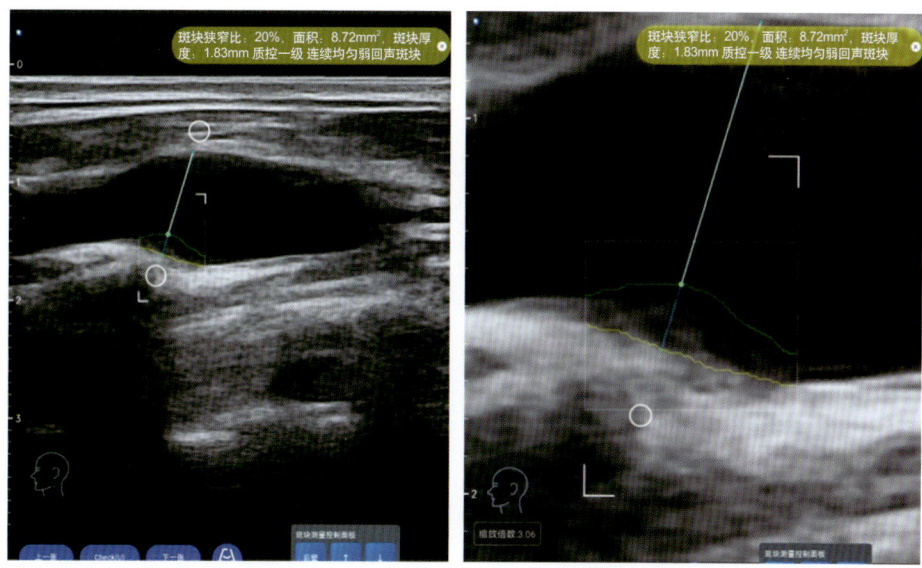

图 8-43　自动实时检测斑块位置及斑块分割

三、三维成像

(一)成像简介

科学可视化是一种将科学计算过程及计算结果的数据转换为图形及图像,并显示在屏幕上的方法与技术。它综合运用了计算机图形学、数字图像处理、计算机视觉、计算机辅助设计及人机交互技术等多个领域中的相关技术,旨在从复杂的多维数据中生成图形,同时理解输入计算机中的图像数据。

科学可视化不仅是一种技术,更是一种方法论。它利用计算机图形学、图像处理、计算机视觉、计算机辅助设计、信号处理以及用户界面研究等多个领域的成果,通过几何图形、动画和渲染等方式,在自然科学和医学方面展现具体应用,从而在科学计算与科学洞察之间发挥催化剂的作用。科学可视化的目标是通过对数据和信息的探索和研究,增进对这些数据的理解和洞察,帮助科学家和工程师更好地理解和分析复杂的数据集,促进科学研究和工程应用的发展。

可视化技术在医疗领域的应用,为医师提供了更全面、更直观的了解患者身体状况的方式,从而提高了诊断的准确性和治疗的有效性。可视化技术在医疗领域的应用主要体现在以下几个方面:

1.医学图像处理　通过可视化技术,医师可以更清晰地看到X线片、CT、MRI以及超声等医学图像的细节,优化和增强图像的强度值、对比度、锐度等参数,从而更准确地诊断和治疗疾病。

2.手术中的应用　可视化技术帮助医师全面了解患者的病情,包括身体结构和病理情况。有助于制订最佳的手术操作方案,并在手术过程中清晰呈现细节和难点,减少手术风险。

3. 体验医疗中的应用　通过 AR、VR 等技术，患者可以直观地看到自己的身体内部结构，深入了解病情，有助于更好地治疗疾病。

4. 数据可视化分析　将大量、复杂的医学数据转化为可视化的内容，帮助研究人员深入分析医学数据，了解疾病发病率趋势、发病原因以及不同治疗方式的差异，为医师提供更精准的研究材料。

随着技术的不断进步，未来的可视化技术将更加精确、高效、易用，并且可以在各种设备上使用，使得可视化技术的应用更加广泛和便捷，有助于提高医师的工作效率和治疗效果。

（二）成像方式

医学图像数据三维（3D）重建的过程主要指通过计算机技术和算法，将二维医学图像数据转换为 3D 图像，以便更直观地展示病变位置、器官结构和功能状态（图 8-44）。这个过程通常包括数据采集、图像处理、三维重建算法应用。

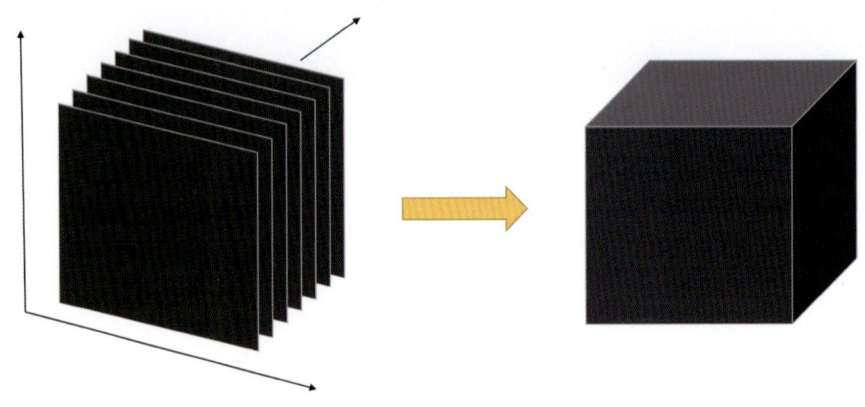

图 8-44　3D 重建数据来源

首先，通过医疗设备（如超声等）获取患者的医学图像数据。这些设备能够从多个角度捕捉患者体内的结构信息，生成大量的二维（2D）切片图像。对采集到的 2D 图像数据进行预处理，包括去噪、增强和校正等操作，以提高图像质量，便于后续的 3D 重建。利用 3D 重建算法，如表面重建算法或体素重建算法，将处理后 2D 超声图像数据整合成 3D 模型（图 8-45）。这个过程可能涉及复杂的数学计算和图像处理技术，以确保 3D 模型的准确性和精细度。对生成的 3D 模型进行优化，包括平滑处理、细节增强等，以改善模型的视觉效果和真实性。最终，通过专业的医学图像处理软件，将优化后的 3D 模型以图形或图像的形式展示在屏幕上，并允许医师进行交互操作，如旋转、缩放等，以便从不同角度观察和分析病变或器官情况。

医学图像的 3D 绘制主要包括体绘制和面绘制两种方法。体绘制是一种以体素（3D 像素）作为基本单元，直接对每个体素进行颜色和透明度的计算，从而在屏幕上生成 3D 图像的方法。这种方法能够较好地保留图像的细节信息，提供较好的视觉效果，但计算量大，处理速度较慢，适用于非实时或准实时的应用场景。

在基层社区开展的斑块筛查活动，面向的对象是对超声图像毫无经验的社区居民。通过 3D 可视化技术，可让居民透过 3D 视角图（图 8-45），更直观地认识到颈动脉斑块的危害，并增强日常养护的意识。

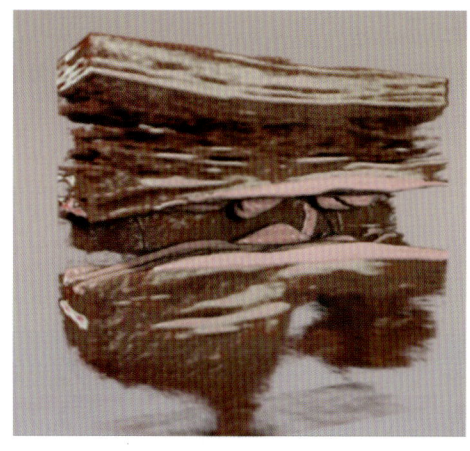
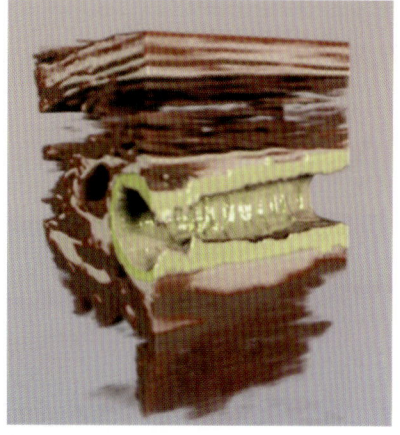

图 8-45　颈动脉斑块体绘制

与体绘制不同，面绘制图采用现有的图形硬件实现绘制功能，通过提取物体的表面信息来构建 3D 模型（图 8-46）。这种方法速度快，适合实时交互，因此得到了广泛的应用。面绘制方法能够快速地构建出物体的表面模型，具备较好的实时性能，适用于需要快速响应的医学图像处理任务。这两种方法各有优势，体绘制更注重细节和真实感，而面绘制则更侧重于实时性和交互性。在实际应用中，医师可以根据需要选择适合的方法来进行医学图像的 3D 绘制。

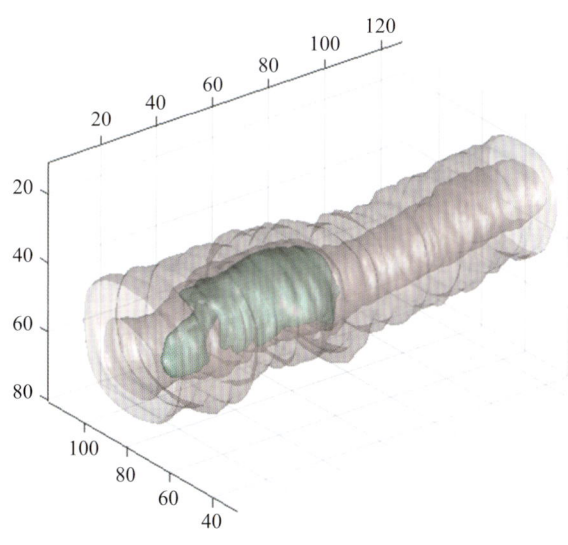

图 8-46　面绘制

整个过程不仅涉及计算机图形学、图像处理和计算机视觉等技术，还需要考虑如何有效地将复杂的数据转换成医师能够理解和操作的图像，从而辅助诊断和治疗计划的制订。

第三节 功能简介

界面功能说明

（一）B 模式下的功能介绍

图 8-47 对应表 8-1，图 8-48 对应表 8-2。

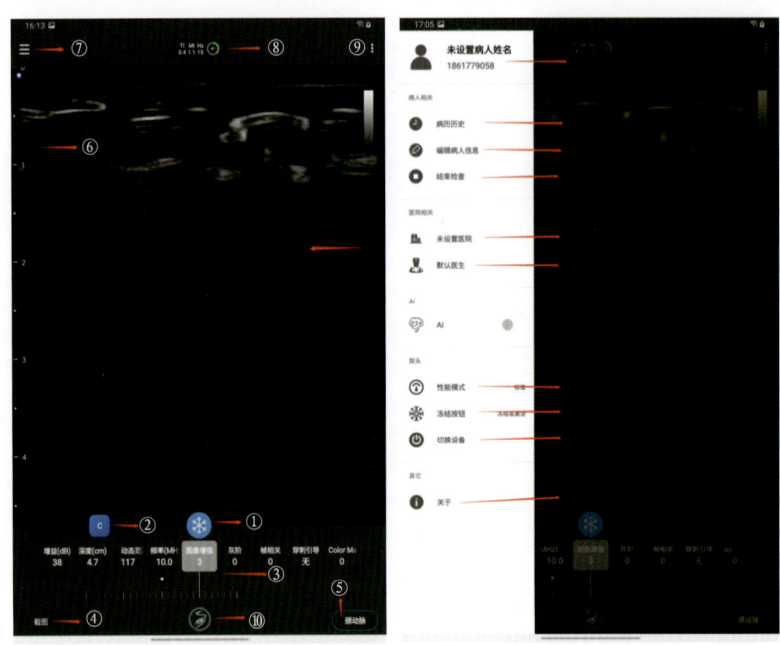

图 8-47 B 模式下功能示意图

表 8-1 B 模式下的功能介绍

序号	名　　称
①	冻结（注释、保存图片、测量）
②	快速模式切换
③	左右滑动参数栏，可以选择调整参数；滑动参数下方标尺，可以调整当前参数数值
④	保存当前页面图片至病历
⑤	应用部位切换，选择更佳的默认部位参数
⑥	在深度标尺处上下滑动可以调节深度
⑦	侧边栏菜单弹出按键
⑧	声输出参数公布，系统温度显示，探头电量显示，注意：初次连接后需要等待 10 秒才能够正确显示电量，这是因为连接过程存在电压波动而导致电量显示的不准确
⑨	扩展功能：设置，反转图像，录屏和 TGC 调节（仅 B 模式下可用）
⑩	更多模式切换列表，打开列出当前模式下可切换其他非常用的模式

续表

序号	名称
⑪	显示当前患者信息，点击可修改当前患者信息
⑫	历史病历展示
⑬	编辑患者信息
⑭	新建患者，结束当前患者的检查，新建患者病历
⑮/⑯	医院和医师信息显示
⑰	三种帧率模式切换
⑱	探头快捷按键功能设置（Lite 系列产品不支持该功能）
⑲	切换探头，可用于断开连接，下次连接依然是当前患者病历
⑳	查看软件版本号和探头 rom 版本
㉑	在图像区域上下滑动可以调节增益

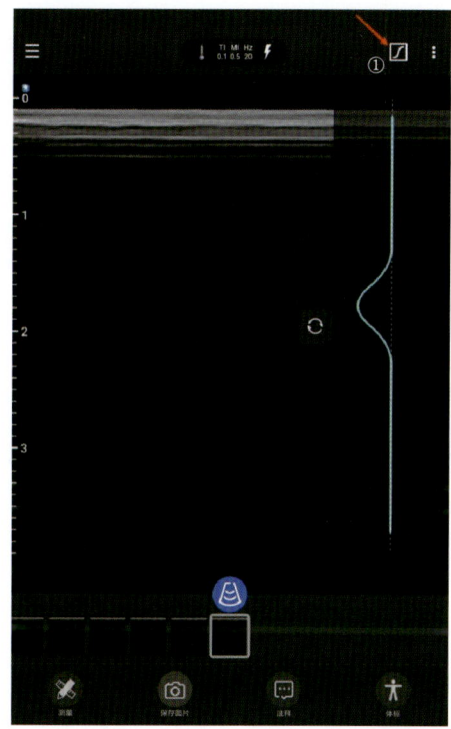

图 8-48　B 模式下 TGC 功能示意图

表 8-2　B 模式下的 TGC 调节功能

名称
快速连续 TGC 调节：滑动对应深度 TGC，向左侧滑动可降低该区域增益，向右侧滑动可增加该区域增益，图像增益会在该深度发生局部变化调整。该功能尤其适用于血管伪影抑制、浅表伪影抑制

（二）D Ready 下的功能介绍

图 8-49 对应表 8-3。

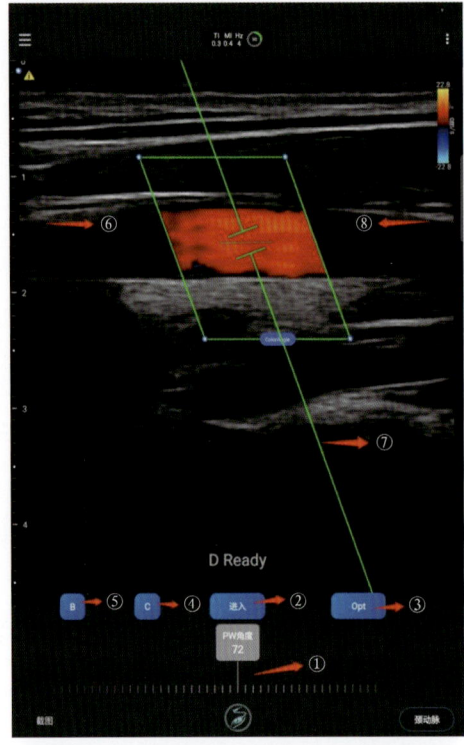

图 8-49　D Ready 模式下功能示意图

表 8-3　D Ready 下的功能介绍

序号	说　明
①	修正角度调节一度一档
②	调整好参数以后，进入 PW 模式
③	自动 Opt，多次点击 Opt，PW 自动测量会在流量计算与普通计算之间进行切换，gatesize 会调整为全血管大小或默认大小
④	切换到 C 模式
⑤	切换到 B 模式
⑥	上下滑动，调整采样容积大小
⑦	拖拽扫描线调整取样门位置
⑧	上下滑动，调整 PW 修正角度
备注	此界面不能调整 ROI 框的位置和大小

（三）D 模式下的功能介绍

图 8-50 对应表 8-4，图 8-51 对应表 8-5。

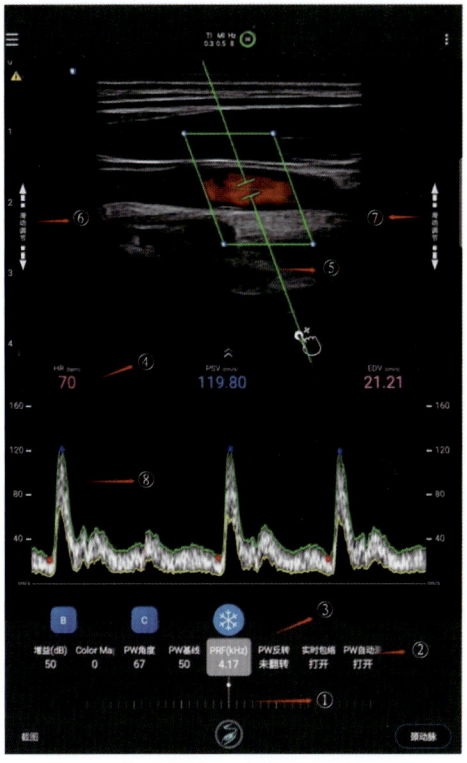

图 8-50　D 模式工作状态下功能示意图

表 8-4　D 模式下的功能介绍

序号	说　明
①	滑动调节参数
②	滑动选择当前激活调节的参数
③	PW 相关参数调节
④	实时测量的相关参数显示在此块区域
⑤	拖拽扫描线调整取样门位置
⑥	左右滑动此块区域，即可调节 PW 增益
⑦	上下滑动，调整 PW 修正角度
⑧	上下滑动此块区域，即可调节 PW 基线

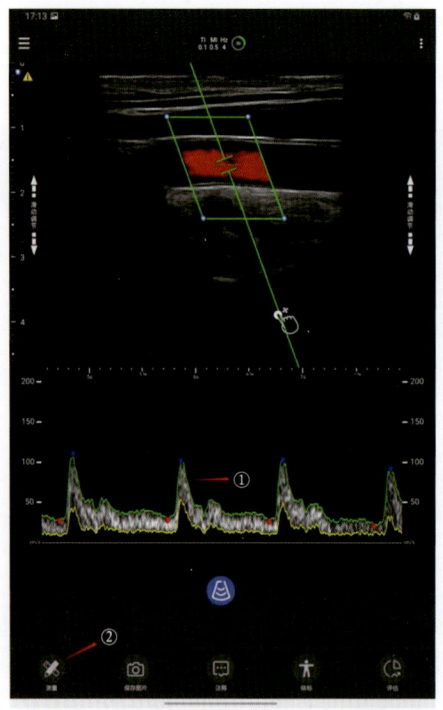

图 8-51　D 模式冻结状态下功能示意图

表 8-5　D 模式冻结条件下的功能介绍

序号	说　明
①	冻结条件下，左右滑动可以查看整段频谱
②	冻结条件下，此处进入手动测量选项

（四）可调参数介绍

1. B 模式（表 8-6）

表 8-6　B 模式的可调参数

参数	说　明
深度（depth）	增加深度参数，可以观察到深部的组织结构；使用合理的观察深度，有助于更好地观察图像
增益（gain）	较高的增益，会带来图像信息的增加，但是噪声也会随之增加；较低的增益，会降低图像噪声，但是图像信息也会随之减少。注意：过低的增益会引起低回声的结构信息无法辨识
动态范围（dynamic range）	较低的动态范围，会提高图像的对比度，但图像的信息量会随之减少；较高的动态范围，会使图像的信息量增加，但是对比度会下降
频率（frequency）	较低的频率，图像会有更好的穿透力，但是图像的细节分辨率会下降；较高的频率，图像会有更好的细节表现，但是穿透力会下降

续表

参数	说 明
图像增强 （enhancement）	较低的图像增强，可以增加被掩盖的原始信号，但同时也将暴露更多的斑点噪声；较高的图像增强，会提高组织信息的对比度，减少斑点噪声对图像观察的影响
灰阶图谱 （gray map）	调整不同的灰阶映射，可帮助用户找到主观的最佳图像显示范围
帧相关 （persistence）	提高帧相关参数，可降低斑点噪声，提高图像清晰度，但会降低图像的帧率
更多学习	

2. C 模式（表 8-7）

表 8-7 C 模式的可调参数

参数	说 明
血流增益（gain）	增加血流增益，会增加显示更多的血流信息，但同时也会引入更多的血流噪声；减少血流增益，会减少血流噪声对观察的影响，但同时一部分细节的血流信息也将同时被抑制
PRF（pulse repetition frequency）	较低的 PRF 会增加低速血流的易获性，使得低速的血流可以更好地被观察（如观察典型的头静脉时，往往需要较低的 PRF）；较高的 PRF 会增加高速血流的易获性，并可以避免因 PRF 过低导致的高速血流的混叠显像，即同时的蓝色与红色血流伴行的特征（如观察典型的尺动脉时，往往需要较高的 PRF）
血流角度（degree）	错误的 ROI 血流角度，会引起血流表达的方向翻转现象，即同时的蓝色与红色血流伴行的特征；红色箭头为血管方向，绿色箭头为 ROI 方向，两者的锐角夹角为血流角度，必须小于 60°
频率（frequency）	较低的频率，图像会有更好的穿透力，但是图像的细节分辨率会下降；较高的血流频率，可以获得更好的血流细节表现，但同时深部的血流易获性会有所降低
B 抑制参数 （color B-reject）	较高的 B 抑制参数，可以提高细节血流的易获性，提高血流的充盈度，但同时会暴露更多血流伪像。较低的 B 抑制参数，可以降低一些血流伪像（如镜像血流噪声伪像）对观察的影响
壁滤波（wall filter）	较高的壁滤波参数，可以有效抑制组织运动噪声给血流观察带来的噪声伪像，但同时也将降低低速血流的易获性。较低的壁滤波，可以提高低速血流的易获性，但是同时可能会造成更多的运动血流噪声伪像
更多学习	

3. M 模式（表 8-8）

表 8-8　M 模式的可调参数

参数	说　明
增益（gain）	较高的增益，会带来 M 模式图像信息的增加，但是噪声也会随之增加；较低的增益，会带来 M 模式图像对比度的提高，但是图像信息也会随之减少
PRF（pulse repetition frequency）	较低的 PRF 会更好地表达周期特性，便于测量，但时间分辨率会有所降低；较高的 PRF 会有更快的速度，从而得到更高的时间分辨率，但周期特性可能无法在一帧图像中表达
更多学习	查看请扫表 8-6 的二维码

4. D Ready 模式（表 8-9）

表 8-9　D Ready 模式的可调参数

参数	说　明
PW 角度（beam path）	PW 的声速路径（beam path）应与血管方向形成一个小于 60°的锐角，当这个角度大于 60°，会引发测量的不准确。声速路径（绿色箭头所示）、血管方向（红色箭头所示）
采样门（sample volume）	较小的采样门，一般为血管直径的 1/3 或 1/4 大小，往往用于具体位置的血流速度探测；采样门中的速度会被 PW 模式所探测，因此较大的采样门会包含更多位置的速度分布，常用来测量血流流量；采样门的位置应当调至我们感兴趣的血流测量位置，一般放在血管的中心，可以获得血管内较大速度的分布信息
修正角度（angle correction）	修正角度（angle correction）是在 PW 功能使用中必须调整的参数，这往往是造成测量不准确的来源。这一条横线光标是为了让超声系统获得正确的血管的方向；因此，我们需要让修正角度光标与血管方向保持平行，且与 PW 的声速方向形成小于 60°的锐角；一键 Opt 智能角度校正可以避免复杂的操作，快速获得准确的修正角度

5. D 模式（表 8-10）

表 8-10　D 模式的可调参数

参数	说　明
PRF（pulse repetition frequency）	较低的 PRF 用于较低血流速度的探测（如静脉血流）；较高的 PRF 用于较高血流速度的探测（如动脉血流）
增益（gain）	较低的增益会带来图像频谱信噪比的提高，但是频谱信息也会随之减少；较高的增益会带来频谱信息的增加，但是噪声也会随之增加。过高或过低的增益都将导致速度测量的不准确，应当保持合理的增益参数
基线（baseline）	基线将频谱分割为正速度方向（朝向探头运动的血流）与负速度方向（背离探头运动的血流），翻转会沿着基线显示速度方向改变，从而达到临床中对正速度或负速度独立观察的目的

续表

参数	说　明
PW 频谱包络（spectrum envelope）	PW 的频谱存在上包络（绿线）与下包络（黄线），上包络表示当前时刻的最大速度成分，下包络表示当前时刻的最小速度成分；包络之间的速度范围就是当前时刻的速度分布，这些物理信息会有非常多的临床应用，可以用来计算如 PI 值或 RI 值等多种血流流体力学参数
更多学习	

（袁丽君　杨　瑞　李明奎　胡盼盼　张　琳　林怡孜）

参 考 文 献

甲子乃人 , 2012. 超声设备使用入门 [M]. 3 版 . 朱强 , 主译 . 北京：人民军医出版社 .
简文豪 , 2006. 颅脑与外周血管超声诊断学 [M]. 北京：科学技术文献出版社 .
李治安 , 2003. 临床超声影像学 [M]. 北京：人民卫生出版社 .
穆玉明 , 2015. 临床超声医学实践 [M]. 北京：人民卫生出版社 .
钱蕴秋 , 1991. 临床超声诊断学 [M]. 北京：人民军医出版社 .
田家玮 , 姜玉新 , 2016. 临床超声诊断学 [M]. 2 版 . 北京：人民卫生出版社 .

附录

基层普筛案例数据

一、成都市辖区基层筛查案例

详见附表1。

附表1 成都市辖区基层普筛数据

时间	地点	普筛人数（人次）	阳性率（%）	质控一级阳性率（%）	质控二级阳性率（%）	质控三级阳性率（%）
2021年6月8日	金牛区党群服务中心	85	51.35	34.5	12.67	4.18
2021年8月8日	郫县社区卫生服务中心	75	55.12	34.84	14.59	5.69
2023年4月15日	龙泉驿区	121	75.21	45.45	15.70	14.05
2023年4月21日	金牛区	150	60.00	36.67	23.33	0

二、成都市温江区部分辖区筛查案例

（一）温江区部分辖区普筛案例

详见附表2。

附表2 成都市温江区部分社区/街道筛查数据

时间	地点	普筛人数（人次）	阳性率（%）	质控一级阳性率（%）	质控二级阳性率（%）	质控三级阳性率（%）
2022年3月16日	南街社区党群服务中心	105	49.52	26.67	12.38	10.48
2022年6月8～9日	圆缘养老关爱服务中心	121	64.50	52.93	6.61	4.96
2023年2月10日	文庙街道	29	28.21	17.95	10.26	0
2023年2月16号	花溪谷小区	44	55.00	52.50	2.50	0
2023年2月21日	花土社区养老服务中心	77	31.17	20.78	7.79	2.60

续表

时间	地点	普筛人数（人次）	阳性率（%）	质控一级阳性率（%）	质控二级阳性率（%）	质控三级阳性率（%）
2023年2月23日	温江区人民医院银海湾门诊部	70	47.14	31.43	11.43	4.29
2023年2月28日	涌泉街道社区养老中心	88	46.59	34.09	10.23	2.27
2023年3月7日	梓潼社区	69	57.97	39.13	14.49	4.35
2023年3月9日	成钞集团	122	31.97	24.59	5.74	1.64
2023年4月18日	成钞家园社区	135	65.19	38.52	22.96	3.70
2023年4月19日	天府街道社区卫生服务中心	77	59.74	36.36	18.18	5.19
2023年10月27日	金马社区	120	56.16	33.60	15.97	6.58
2023年11月24日	花土社区	144	45.14	13.19	23.61	8.33
2023年11月19日	虹桥社区	50	51.35	34.50	12.67	4.18

（二）温江区其他辖区普筛案例

详见附表3~附表5。

附表3　温江区柳城街道普筛数据

时间	地点	普筛人数（人次）	阳性率（%）	质控一级阳性率（%）	质控二级阳性率（%）	质控三级阳性率（%）
2022年10月28日	社区养老服务中心	137	62.04	30.66	20.44	10.95
2023年2月13日	社区养老服务中心	108	54.63	36.11	9.26	9.26
2023年3月14日	社区养老服务中心	106	62.26	36.79	16.98	8.49
2023年3月21日	社区养老服务中心	34	35.29	23.53	11.76	0
2023年3月29日	温江区人民医院柳城门诊	79	50.63	34.18	8.86	7.59
2023年10月20日	柳城社区	60	55.54	34.73	14.86	5.94
2023年10月23日	柳城社区	50	82	28	32	22
2023年10月25日	柳城社区	75	51.35	34.50	12.67	4.18
2023年10月25日	柳城社区	65	55.09	33.80	15.24	6.05

附表4　温江区公平街道社区卫生服务中心普筛数据

时间	普筛人数（人次）	阳性率（%）	质控一级阳性率（%）	质控二级阳性率（%）	质控三级阳性率（%）
2023年2月24日	85	60.00	38.82	10.59	10.59
2023年3月3日	57	66.67	26.32	17.54	22.81
2023年3月10日	50	80	64	16	0
2023年3月17日	75	52.00	25.33	16.00	10.67
2023年3月24日	61	70.49	40.98	21.31	8.20
2023年3月31日	62	80.65	62.90	16.13	1.61
2023年4月7日	48	45.83	22.92	12.50	10.42
2023年4月14日	59	40.68	18.64	13.56	8.47

附表5　温江区万春镇普筛数据

时间	地点	普筛人数（人次）	阳性率（%）	质控一级阳性率（%）	质控二级阳性率（%）	质控三级阳性率（%）
2023年3月23日	中心卫生院	117	48.72	29.91	11.11	7.69
2023年4月6日	中心卫生院	42	50.00	7.14	26.19	16.67
2023年4月13日	人民政府便民服务中心	65	29.23	23.08	4.62	1.54
2023年4月20日	中心卫生院	109	66.06	54.13	9.17	2.75

（张文军　赵津艺）